DES

CONCRÉTIONS FIBRINEUSES POLYPIFORMES

DU COEUR,

DÉVELOPPÉES PENDANT LA VIE.

DES CONCRÉTIONS FIBRINEUSES POLIPYFORMES DU COEUR DÉVELOPPÉES PENDANT LA VIE.

Par le docteur ARMAND,

MÉDECIN-MILITAIRE,

LAURÉAT DE LA FACULTÉ DE MÉDECINE ET MEMBRE CORRESPONDANT DE L'ACADÉMIE DES SCIENCES ET LETTRES DE MONTPELLIER,

MEMBRE DE LA SOCIÉTÉ MÉDICALE D'ÉMULATION DE PARIS.

PARIS,

LIBRAIRIE DE VICTOR MASSON,

PLACE DE L'ÉCOLE DE MÉDECINE.

MDCCCLVII

Publications de l'auteur :

L'ÉCHO MÉDICAL DE PARIS, journal hebdomadaire et encyclopédique des sciences médicales; paraissant le dimanche, depuis le 1er janvier 1857. — Prix de l'abonnement : 10 fr. par an pour Paris, les Départements et l'Algérie.

ÉTUDES ÉTIOLOGIQUES DES FIÈVRES EN ALGÉRIE ET DANS L'ITALIE CENTRALE. (Alger — Rome, 1843. — 1852.) 1re part. Paris, 1857, in-8° de 132 pages.

DES EAUX MINÉRALES DE VITERBE ET DE SON CLIMAT (ITALIE), avec recherches sur les thermes romains. — Deuxième édition, Paris, 1857, in-8° de 188 pages.

L'ALGÉRIE MÉDICALE. — Topographie, Climatologie, Pathogénie, Pathologie, Prophylaxie, Hygiène, Acclimatation et Colonisation. Paris, 1854. Un volume in-8° de 540 pag., accompagné d'une carte de l'Algérie.

Pour paraître prochainement :

RELATION MÉDICO-CHIRURGICALE DE L'ARMÉE D'ORIENT. 1 fort vol. in-8°.

SOUVENIRS D'UN MÉDECIN MILITAIRE.

(France. — Afrique. — Italie. — Turquie. — Crimée.

Imprimerie de COSSE et J. DUMAINE, rue Christine, 2.

DES

CONCRÉTIONS FIBRINEUSES POLYPIFORMES
DU COEUR,

DÉVELOPPÉES PENDANT LA VIE.

Nous avons, dans notre dissertation inaugurale (1), traité ce sujet en nous appuyant sur des faits nombreux et significatifs.

Donner plus de publicité à ces faits qui sont d'une rare importance sur un point encore obscur et contesté de la science, les accompagner d'autres observations, développer les considérations qui s'y rattachent et formuler les conclusions qui en découlent, tel est l'objet de ce travail que nous diviserons comme il suit :

Définition. — Aperçu historique. — Épidémie de Lyon, 1840-41. — Observations recueillies à l'hôpital militaire.

1re *Série.*

Cas de concrétions fibrineuses, sans complications que nous appellerons concrétions idiopathiques.

2e *Série.*

Cas de concrétions fibrineuses et de bronchite capillaire.

3e *Série.*

Concrétions fibrineuses entées sur d'autres affections;
Anatomie pathologique. État du sang;
Étiologie et mode de formation;
Symptômes et diagnostic.
Caractères. — Marche. — Durée. — Terminaison. — Pronostic. Complication. — Traitement. — Conclusions.

(1) Armand. *Des concrétions fibrineuses polypiformes du cœur développées pendant la vie* (polypes des anciens), thèse couronnée, prix d'anatomie et de physiologie. Montpellier, 1844, n° 67.

Définition. — Aperçu historique.

Une question préalable est à résoudre : Y a-t-il une différence entre les polypes du cœur et les concrétions fibrineuses? Sous les diverses dénominations de polypes du cœur, de caillots, de caillots sanguins du cœur, de concrétions sanguines, de concrétions fibrineuses, de concrétions fibrineuses polypiformes ou polypeuses du cœur, les auteurs ont toujours eu en vue les concrétions sanguines formées dans cet organe et principalement composées de fibrine.

Mais y a-t-il, comme l'ont dit quelques auteurs, des concrétions véritablement charnues? Sénac répond qu'il ne paraît pas qu'un examen attentif l'ait prouvé. De nos jours, il y a eu quelques tendances à admettre que, outre les productions qui proviennent directement du sang, il pourrait se développer dans le cœur de véritables excroissances des parois de cet organe, auxquelles devrait être plus spécialement réservée la dénomination de polypes. On lit dans la *Revue médicale*, 1838, t. II, p. 482, une observation de polype vrai du cœur, relatée par M. Choisy, et qu'il considère comme unique dans la science. — Homme de 47 ans, vigoureusement constitué, respiration devenue courte à 30 ans; toux, palpitations très-intenses cinq mois avant sa mort; oreillette gauche dilatée d'un tiers, polype pédiculé recouvert de la membrane interne de l'œillette et venant s'engager dans l'orifice auriculo-ventriculaire.

M. Pigeaux, dans les réflexions dont il fait suivre cette observation, parle de deux ou trois faits analogues rapportés dans des auteurs anciens qu'il ne cite pas. Se fondant sur ces données, M. Pigeaux tend à prouver qu'il y a nécessité de faire, entre les polypes du cœur formés pendant la vie, la distinction dont nous venons de parler.

Nous dirons à ce sujet : 1° que cette distinction ne répugne pas à la théorie; 2° que sa démonstration laisse encore beaucoup à désirer; car nous verrons plus tard que même des productions fongueuses, sarcomateuses, globuleuses du cœur, sont regardées comme des variétés des concrétions fibrineuses, et rien ne prouve absolument qu'il n'en soit pas ainsi du polype, réputé vrai susmentionné; 3° que si le fait pathologique de l'existence des polypes dits vrais serait bon à noter au cas où on en aurait la démonstration irrécusable, il échapperait du moins entièrement aux ressources thérapeutiques et serait toujours mortel, à moins d'arrêt de développement, comme il faut croire qu'il en advint du *prétendu polype* du cœur, pour lequel le célèbre Jean-Jacques *entreprit à pied* son voyage à Montpellier; 4° que le temps, il paraîtrait, n'a pas confirmé les vues que M. Pigeaux émettait sur les polypes réputés vrais du cœur, en 1833, puisque dans son *Traité pratique des maladies du cœur*, publié ultérieurement, il n'est pas question de cette distinction, car le chapitre VIII a pour titre : *Des concrétions sanguines polypiformes de quelques auteurs, polypes des anciens.*

Donc, jusqu'à démonstration plus ample du contraire, nous pensons que tous les polypes du cœur n'ayant d'autre base de composition que la fibrine, polypes et concrétions du cœur doivent rester synonymes comme par le passé; que si, d'une part, l'appellation de polypes conviendrait mieux aux redoutables productions pathologiques qui nous occupent qu'à toute autre, à cause de leur plus grande ressemblance avec les mollusques de ce nom par leurs prolongements, ce qui avait fait dire à Sénac : que les polypes du cœur portent la raison de leur nom dans leur figure, il nous paraît préférable, néanmoins, d'adopter la dénomination de concrétions fibrineuses en raison même de leur nature intime.

Très-anciennement, les auteurs s'étaient préoccupés de leur étude. Galien avait noté leur développement pendant la vie, il rapportait à leur présence de l'inégalité dans le pouls, des palpitations, de la difficulté de respirer, et enfin une mort subite.

Salius, qui suivait la même conjecture, dit Morgagni dans sa vingt-quatrième lettre (*De sedibus et causis morborum*), ajoutait à ces indices quelques apparences d'hydropisie et des lipothymies.

Hélidéus de Paduani, qui vivait dans le XVIe siècle, trouva sur le cadavre d'un homme mort à la suite d'une fièvre quarte de longue durée, de grands morceaux, longs, blancs, pituiteux, dans le cœur et les veines de tous les membres.

Vesale trouva une énorme concrétion dans le ventricule gauche dilaté, *comme un utérus*, sur le cadavre d'un homme qui avait présenté un pouls extraordinairement inégal et varié.

L'anatomie pathologique comparée fournit aussi des cas analogues. Des chevaux morts subitement à Bologne avaient, dit-on, des lézards multipèdes dans le cœur. Valsava, prévenu du fait, trouva des concrétions polypeuses qui imitaient plus ou moins la forme de ces sauriens.

Gasp. Bauhin, en 1605, dessina des polypes du cœur avec des racines polypeuses qui s'étaient implantées dans la substance des deux ventricules, ayant des prolongements jusque dans l'aorte, les sous-clavières, les carotides et les vertébrales.

Riolan avait trouvé des morceaux de chair, de la grosseur du poing, dans le ventricule droit et à l'orifice de la veine cave, sur certains sujets emportés par une mort subite et inattendue, et notamment sur l'évêque de Maillezais.

Kirsten croyait que les concrétions polypeuses du cœur donnaient lieu surtout au catarrhe suffocant, par la raison que tous ceux sur lesquels il avait observé ces polypes étaient morts de ce catarrhe, qui dépendait de ce que les concrétions de cette espèce arrêtaient entièrement le cours du sang. Kirsten avait parfaitement saisi ce point important dans certains cas, et nous verrons que son opinion a reçu une éclatante confirmation, surtout dans l'épidémie de Nantes, en 1840.

Malpighi, dans sa dissertation de 1666, sur le polype du cœur, dit que les apparences seules ont dû porter les auteurs à dénommer ces polypes : graisses, chairs, pituites, membranes, etc., qui ne sont d'autre substance que de la couenne inflammatoire. Wepfer, Blasius, Bonet, Peyer, Zollicofer, Snell, Kruyskerken, Gohl, Homberg, Bontius, Ramazzini, Alberti, Ludolf, Scacher, Gotz, Gratcloup, Morand, Kœnips, Macoppe, Bohmer et beaucoup d'autres, s'occupèrent de ce sujet.

Ce fut là la première période de l'histoire des concrétions fibrineuses, celle où de nombreux matériaux furent recueillis, souvent faussement interprétés, mais qui servirent enfin à prouver que des concrétions polypiformes pouvaient se développer pendant la vie et devenir cause de la mort. Toutefois, on eut le tort d'invoquer trop souvent leur existence et de les donner comme une explication toute prête de l'issue funeste de beaucoup de maladies de poitrine et du cœur très-différentes.

Aussi, And. Pasta, en 1739, osa le premier s'élever contre la formation des polypes du cœur pendant la vie; il avança que cette croyance était nuisible à la médecine et ne voulut pas même regarder, comme cause de mort, ceux qui existaient sans autre espèce de lésion qui pût l'expliquer. Il ouvrit ainsi la période de réaction qui l'entraîna fatalement dans un excès contraire.

Négri, Techmayer, Boerhaave, F. Hoffmann, Langguth opposèrent des faits qui infirmèrent cette manière de voir; Heisler, Huber, Vaughan, Consbruch, Storke, Gotzke, Home, Bader, eurent sur ce point des opinions diverses.

De son côté, Morgagni, dans sa vingt-quatrième lettre, donne une note bibliographique très-étendue des auteurs qui ont parlé des polypes du cœur, et se plaît surtout à reproduire une à une toutes les objections de Pasta. De sa lettre, il ressort évidemment que, n'ayant jamais observé lui-même des concrétions polypeuses, il s'est laissé influencer par les idées de ce dernier, sans toutefois les partager d'une manière absolue. Ses paroles n'en produisirent pas moins une fâcheuse impression sur le monde médical, car on en vint presque à oublier la question des concrétions polypiformes, et la négligence actuelle de beaucoup d'auteurs sur ce sujet important reconnaît sans doute la même origine. Cependant, Morgagni ne se prononça pas pour une négative formelle, car il fait ses réserves en terminant par cette réflexion : « Il faut donc attendre un autre homme expérimenté et savant qui réponde à la lettre de Pasta, et en dissipe les doutes avec force et clarté. » Evidemment, s'il n'eût fallu qu'un savant, Morgagni aurait trouvé la réponse; ce qu'il faut, ce sont des faits probants, et c'est parce qu'il nous a été donné d'en recueillir un grand nombre, que nous laisserons parler leur langage significatif là où l'autorité des noms s'efface.

Sénac, dans son chapitre IX, traite longuement des polypes

du cœur et les considère comme synonymes de concrétions fibrineuses se formant pendant la vie, et devenant cause de mort. C'est à tort qu'on lui a fait dire le contraire; il n'a nullement suivi l'exemple de Morgagni, puisque, loin de partager son doute, il est nettement pour l'affirmative : « Lorsqu'il se trouve des corps polypeux forts durs, élastiques, tenaces, membraneux, jaunâtres, dans les ventricules du cœur; lorsqu'il est survenu des accidents qui marquaient que le cours du sang était troublé dans ce viscère; lorsqu'en même temps il n'y a point eu quelque vice dans son tissu, on peut s'assurer que les polypes existaient avant la mort. »

A lui et à Joseph Franck commence la période moderne qui est appelée à juger la question à sa véritable valeur. Cet illustre praticien, après avoir déroulé un long article bibliographique (1) des auteurs qui ont écrit sur les concrétions fibrineuses, intervient comme médiateur des deux opinions qui les ont partagés. Il s'exprime ainsi dans son traité de pathologie interne : « Il faut bien distinguer les véritables concrétions polypiformes dont il est question et qui existent chez l'homme vivant, comme cause primitive de la maladie ou, du moins, comme un de ses effets les plus remarquables, des simples caillots ou faux polypes qui se forment dans les derniers instants de l'agonie ou peu de temps après la mort. C'est en faisant cette distinction que se trouve conciliée la fameuse dispute sur la question de savoir si les polypes du cœur ne sont que le produit de la mort ou s'ils se développent chez l'homme vivant. »

La première de ces deux opinions a été soutenue par Kerkering, Lieutaud, Baillie, Andreas et Joseph Pasta; parmi les partisans de la seconde, on distingue Malpighi, Manget, Pechlin, Payer, Boerhaave, Haller, Lancisi, etc.

Jean-Pierre Franck admet qu'il se développe dans le cœur et les gros vaisseaux, des polypes, produits morbides semblables, par la forme, avec la *sepia octopedia*, qu'on a cru à tort se former seulement après la mort, car, à l'autopsie, on ne

(1) Cheston, Fontoni Hewson, Selle, Haen, Stoll, Bach, Cliffon, Maucourt Borsieri, Kinglake, Richter, Dietrich, Wichmann, Tiedmann, Garthner, Vood, Thomann, Hasles, Lukonski, Nass, Rosolawki, etc.

trouva souvent d'autre cause de la mort que ces polypes dans les vaisseaux et dans le cœur.

Corvisart fit aussi la distinction fondamentale des concrétions fibrineuses du cœur en celles qui se forment pendant l'agonie ou après la mort, et celles qui sont de beaucoup antérieures à la cessation de la vie. Il s'efforça de préciser les symptômes susceptibles de faire diagnostiquer la formation de ces produits si dangereux pour le cours du sang.

Aux travaux antérieurs, Laënnec vint ajouter les précieuses lumières de son investigation. Au chapitre XVIII, t. 3, de son ouvrage sur l'auscultation, il s'exprime ainsi : « Si, d'une part, on a eu tort d'attribuer aux concrétions polypiformes du cœur, des affections qui dépendaient de l'hypertrophie ou de la dilatation de cet organe, d'un autre côté, ce serait commettre une grande erreur si, comme Pasta et Morgagni, on croyait qu'elles ne se forment qu'après la mort ou tout au plus à l'agonie ; beaucoup de faits prouvent qu'elles peuvent se développer alors que le sang circule encore.

Plusieurs auteurs de notre époque ont cherché à démontrer, dans divers écrits dont nous ferons mention, que les concrétions polypeuses peuvent se former pendant la vie et occasionner la mort. Cependant la question ne paraîtrait pas complétement résolue aux yeux de tout le monde. On lit dans la *Gazette médicale* (1839, 2e sér., t. 7, p. 535) : « Le point le plus important de la question des concrétions fibrineuses du cœur, c'est l'époque de leur formation, après ou avant la mort ; et, dans ce dernier cas, leur influence sur cette dernière. Il est peu de sujets d'une plus grande importance, car s'il était démontré qu'il se forme très-fréquemment dans le cœur, ainsi que le pensent quelques contemporains, des concrétions fibrineuses longtemps avant la mort, et qui, par leur présence, doivent suffire pour l'amener, nous serions sur la voie de comprendre ces morts nombreuses et jusqu'ici inexpliquées qui arrivent plus ou moins subitement dans le cours d'affections diverses où, d'après la marche des maladies, elles ne devraient pas arriver. C'est là le point capital, et qui ne tarderait pas à devenir d'une utilité pratique, des concrétions fibrineuses du cœur ; mais jusqu'ici, malgré les travaux publiés sur ce sujet, et les nombreux matériaux que l'observation journalière a amassés, il n'a pas été traité avec toute la sévérité désirable. »

Ce langage, nous l'avouons, joint à la divergence et aux doutes que l'on voit fréquemment encore régner à cet égard dans les opinions enregistrées par la presse médicale ou émises dans des assemblées des médecins, nous détermine à faire nos efforts pour faire partager la conviction pleine et entière qu'il nous a été donné de nous faire lors d'une épidémie meurtrière, à savoir : que non-seulement ces concrétions peuvent se former dans le cœur pendant la vie, durant le cours de diverses maladies inflammatoires, mais encore se développer spontanément chez des individus de bonne santé en apparence, par suite d'un état idiopathiquement morbide du sang, devenir obstacle mécanique à la circulation et à la respiration consécutivement; enfin, entraîner la mort par asphyxie.

Laissons parler le langage des faits.

Épidémie de Lyon, 1840, 1841. — Observations recueillies a l'hôpital militaire.

1re Série. — *Cas de concrétions fibrineuses idiopathiques.*

Nous plaçons dans cette série les malades qui, brusquement saisis par l'épidémie au milieu de leurs occupations journalières, et sans prodromes notables qui pussent les en détourner, moururent rapidement sans autres accidents que ceux que nous rapportons aux concrétions fibrineuses, lesquelles pouvaient seules rendre compte et des symptômes observés et de l'issue funeste qui s'ensuivit.

Observation première.

Célerier Jean, du 19e léger, âgé de 24 ans, d'un tempérament lymphatico-sanguin et d'une constitution moyenne, est apporté à l'hôpital, le 22 janvier 1841. Il est mal à l'aise depuis quelques jours, mais il n'a cessé son service que la veille. La face est violette, les extrémités sont froides; le pouls est irrégulier, petit; il y a par moments un peu de toux convulsive sans expectoration; il n'y a pas de symptômes de pleurite ni de pneumonie; rien du côté de l'abdomen ni de la tête, mélange d'un bruit de cuir et de râpe du côté du cœur, qui offre une matité considérable, tandis que la poitrine fournit un son clair et donne à l'air un accès facile. Le malade s'agite, répond par monosyllabes et souvent par gestes; il porte instinctivement la main du côté du cœur où il accuse une vive douleur, son anxiété est extrême.

Prescription : Diète, saignée de 600 grammes (caillot volumineux, pas de couenne fibrineuse) (1), 16 ventouses scarifiées sur la poitrine, sinapismes aux jambes, boissons gommeuses, potion opiacée.

23, pas d'amélioration. — Vésicatoire aux membres inférieures; potion émétisée. — Quelques vomissements ne font qu'ajouter aux angoisses du malade dont l'état empire de plus en plus; la face est cyanosée et la mort survient dans la journée du 24, au milieu des symptômes de l'asphyxie par suffocation.

Nécropsie. Raideur cadavérique légère, système veineux gorgé de sang, offrant quelques traces de caillots fibrineux dans les veines caves, rien du côté des plèvres, ni du péricarde; les poumons sont congestionnés, mais non hépatisés; la muqueuse bronchique n'offre pas de trace d'inflammation; il n'y a rien d'anormal dans la quantité de mucosités qu'elle contient; le cœur est distendu par des concrétions fibrineuses qui en remplissent à peu près toutes les cavités, et s'irradient par des prolongements dans les gros vaisseaux; ces concrétions adhèrent aux parois du cœur par des entrelacements aux colonnes charnues et par quelques adhérences membraneuses; cependant on peut s'assurer que cet organe, dans sa structure et sa couleur, n'a rien de notable et qu'il n'est le siége d'aucune altération évidente.

Les concrétions polypiformes que l'on extrait des cavités droites et gauches imitent assez bien le corps et les tentacules d'une sèche. Leur aspect est d'un blanc mat, grisâtre, d'une consistance presque cartilagineuse et d'une tenacité telle qu'il

(1) Comme il est bien démontré que ce que qu'on appelle couenne inflammatoire peut exister très-consistante même à la surface des saignées faites à des individus anémiques et chlorotiques, et que souvent elle manque dans de franches inflammations, nous nous servirons désormais de l'expression *couenne fibrineuse*, plus en rapport avec le véritable caractère de cette coucrétion.

fallut des efforts pour les détacher et qu'il n'était pas possible de les déchirer avec les doigts.

Observation deuxième.

Bouré André, âgé de 24 ans, du 12e de ligne, a été pris subitement de gène dans la respiration, il y a deux jours; cette gêne ayant graduellement augmenté, il a été envoyé à l'hôpital, le 28 décembre 1840. Il présente à la visite une douleur précordiale, de la dyspnée, des mouvements tumultueux du cœur, un pouls petit et irrégulier. Diète, saignée du bras; 30 sangsues sur la région précordiale; boissons délayantes.

29. L'amélioration n'a été que faible et passagère; son clair de la poitrine, accès facile de l'air, matité du cœur. Du 30 décembre au 4 janvier, l'état du malade va en empirant, la respiration s'est de plus en plus embarrassée, l'anxiété est des plus vives, les mouvements du cœur ne peuvent plus être analysés, la face devient livide et la mort arrive par la suffocation qu'occasionne l'arrêt de la circulation.

Nécropsie. Engorgement veineux, cavités droites et gauches du cœur obstruées par des concrétions prolongées dans l'aorte et l'artère pulmonaire, adhérant aux colonnes charnues du cœur, qui ne présente rien de particulier dans sa texture ni ses surfaces. Les polypes d'une cohésion très-prononcée offrent le blanc grisâtre de la fibrine délavée.

Observation troisième.

Aarnol Pierre, du 12e de ligne, âgé de 25 ans, d'un tempérament sanguin, fut apporté à l'hôpital, le 3 janvier 1841, avec tous les symptômes de l'épidémie, remontant à la veille seulement. Face violette, douleur précordiale, anxiété; pouls irrégulier, battements du cœur tumultueux et précipités, son mat à la percussion du cœur et clair dans la poitrine; du reste, pas de troubles du côté de l'abdomen ni du cerveau; lucidité entière des facultés intellectuelles; inquiétude prononcée.

La diète, une saignée de 600 grammes (caillots volumineux, presque pas de couenne fibrineuse), 30 sangsues sur la région précordiale, des sinapismes et des vésicatoires aux jambes; les boissons gommeuses, les purgatifs, etc., ne modifient en rien la marche de la maladie.

Le 5, tous les symptômes ont repris une intensité plus grande; le malade s'agite continuellement, il y a orthopnée; la face est livide, cyanosée; on perçoit le pouls veineux aux jugulaires; le son de la région précordiale est mat, l'oreille saisit un bruit de cuir se rapprochant par moments d'un bruit de piaulement; le pouls, de filiforme qu'il était, cesse d'être perçu, la respiration devient stertoreuse; le cerveau s'embarrasse, et le malade succombe asphyxié, le 6.

Nécropsie. Raideur cadavérique; système veineux des trois cavités splanchniques gorgé de sang; du reste, pas de lésion notable des viscères qu'elles contiennent; congestion des poumons qui sont crépitants; peu de sérosité dans le péricarde; le cœur, distendu comme par une injection, contient dans toutes ses cavités d'énormes concrétions sanguines fortement entrelacées aux colonnes des parois du cœur, aux valvules et aux orifices des gros vaisseaux dans lesquels elles se prolongent, leur couleur est d'un blanc grisâtre et elles offrent une ténacité fibreuse.

Observation quatrième.

Beck Auguste, âgé de 23 ans, du 33e de ligne, entre à l'hôpital, le 27 décembre 1840, avec des symptômes de concrétions fibrineuses. Traitement antiphlogistique, marche progressive de la maladie. Mort le 8 janvier 1841.

Nécropsie. Polypes fibrineux dans les cavités du cœur et des gros vaisseaux.

Observation cinquième.

Bresson Jean, âgé de 21 ans, du 33e de ligne, entre le 27 décembre 1840, pour gêne prononcée de la respiration. Symptômes caractéristiques des concrétions fibrineuses, aggravation irrésistible. Mort le 8 janvier 1841.

Nécropsie. Engouement pulmonaire, concrétions dans les cavités du cœur.

Observation sixième.

Petit Joseph, âgé de 21 ans, du 12e de ligne, est apporté à l'hôpital, le 17 janvier 1841, avec les symptômes propres de l'épidémie régnante; leur manifestation a commencé la veille; la poitrine est libre dans toute son étendue, pas de râles notables, bruits de cuir, mouvements tumultueux du cœur. Rien n'arrête la marche de la maladie qui se termine par la mort, le 25. A l'autopsie, pas de lésions dans tous les organes, excepté le cœur, qui renferme de fortes et adhérentes concrétions entrelacées ensemble par les orifices auriculo-ventriculaires et prolongées dans les gros vaisseaux.

Observation septième.

Chabert Toussaint, âgé de 21 ans, du 12e d'artillerie, entré à l'hôpital le 13 décembre 1841. Nécropsie, *ut suprà.*

Observation huitième.

Pâques Jean-Baptiste, âgé de 22 ans, du 33e de ligne, saisi par l'épidémie, le 30 janvier 1841, entré à l'hôpital le même jour; progression incessante de tous les symptômes; mort le 9 février. Nécropsie, *idem.*

Observation neuvième.

Arnaud Pierre, âgé de 26 ans, du 12e de ligne, pris subitement, le 20 février, des symptômes des concrétions fibrineuses du cœur, est apporté à l'hôpital le même jour, et succombe le 23, malgré tous les soins qui lui furent prodigués, comme tous ses compagnons d'infortune. Nécropsie, *idem.*

Observation dixième (1).

« Dupuis, soldat au 12e régiment de ligne, entre à l'hôpital « militaire de Lyon, le 20 janvier, âgé de 22 ans, d'une con- « stitution athlétique, serrurier de son état; la veille, il avait « travaillé à l'atelier comme d'habitude, et le soir, il s'était « couché sans aucun symptôme de maladie. Dans la nuit, il « fut pris de suffocations. A la visite du chirurgien du corps, « il reçut un billet d'entrée pour l'hôpital.

« Etat du malade à son arrivée : Dyspnée portée au plus « haut point; face pâle, lèvres violettes, pupilles dilatées; « pouls petit et filiforme; sueur froide couvrant tout le corps; « poitrine sonore dans tous les points; mouvements du cœur « légèrement confus, bruit de borborygme perçu à la région « précordiale s'alternant avec une espèce de bruit de déchi- « rement; langue naturelle, douleur vive à l'épigastre, soif « nulle.

(1) Nous devons cette observation, la suivante et la 16e de notre troisième série, à l'obligeance de notre confrère le docteur Leriche.

« Prescription : Saignée de 20 onces; une heure après, 10
« ventouses scarifiées au-dessous du téton gauche, cataplasme
« à l'épigastre, sinapismes aux pieds, eau gommeuse pour
« boisson.

« 21, même état qu'hier; le pouls se perçoit avec plus de
« difficulté et est intermittent; le sang obtenu de la saignée
« et des ventouses est d'une couleur tellement foncée qu'on
« croirait facilement qu'il y a une matière noire ajoutée; il
« n'y a point de couenne inflammatoire.

« Prescription : Deux larges vésicatoires aux mollets, sina-
« pismes aux cuisses; eau gommeuse pour boisson.

« 22, mort dans la soirée.

« Autopsie, dix-huit heures après la mort. Etat du cadavre :
« Embonpoint, rigidité assez prononcée.

« Tête. Les enveloppes du cerveau et le cerveau lui-même
« n'offrent rien de remarquable.

« Poitrine. Poumons sains; une légère adhérence existe du
« côté droit; péricarde à l'état normal; cœur gorgé de sang;
« concrétions occupant le ventricule gauche et le ventricule
« droit; elles sont excessivement adhérentes au sommet du
« cœur et aux colonnes charnues, leur couleur est nacrée;
« dans le cœur droit, il y a des concrétions à l'état gélatini-
« forme, occupant la partie supérieure de la concrétion fibri-
« neuse. A la courbure de la crosse de l'aorte, nous avons
« trouvé une concrétion fibrineuse ayant le volume d'un
« tuyau de plume d'environ un pouce de longueur, sans adhé-
« rence aux parois; la membrane interne du cœur ne nous
« a offert aucune espèce d'altération.

« Ventre. Rien qui fût digne de remarque. L'estomac était
« à l'état normal. »

Observation onzième.

« Rougier, soldat au 8e régiment léger, entre à l'hôpital le
« 23 janvier; il s'est accusé malade à la visite de santé du corps
« auquel il appartient. Son entrée a eu lieu vers midi, dans
« la journée du 23.

« Etat du malade : Dyspnée au plus haut point; pouls rare
« et filiforme; face ayant une teinte plombée, lèvres violettes;
« mouvements du cœur inégaux et tumultueux, bruit du bor-

« borygme très-marqué; sueur froide couvrant tout le corps;
« pupilles dilatées, conjonctives non injectées; le malade ré-
« pond difficilement aux questions qu'on lui fait; douleur
« vive à l'épigastre et dans le dos; vomissements d'une ma-
« tière verdâtre, peau froide, langue blanche.

« Prescription : Diète absolue, saignée de 16 onces, 10 sang-
« sues sur l'épigastre; eau gommeuse pour boisson, potion an-
« tispasmodique; sinapismes promenés sur les membres thora-
« ciques et abdominaux. A la visite du soir, même état; six
« ventouses scarifiées sur la région du cœur. Le sang de la
« saignée n'offre point de couenne inflammatoire.

« 24, mort à dix heures du soir.

« Autopsie, dix-huit heures après la mort. Aspect général
« du cadavre. Embonpoint; raideur des membres.

« Tête. Cerveau légèrement injecté, point d'épanchement
« séreux.

« Poitrine. Poumons roses; on sent, à travers le paren-
« chyme des espèces de cordons durs; en coupant un de ces
« organes avec le scalpel, on voit que les ramifications bron-
« chiques sont obstruées par une matière fibreuse dont on
« enlève facilement des bouts; cœur gorgé de sang; cavités
« remplies de concrétions fibrineuses nacrées, entièrement or-
« ganisées; elles se continuent du ventricule droit dans l'ar-
« tère pulmonaire, et du ventricule gauche dans l'aorte, de
« manière à en former un arbre parfait.

« L'aorte descendante en contient de même que la veine-
« porte. »

Plusieurs auteurs anciens, Porstenius, Bonnet, Kirstenius, Hoffmann, Wepfer, Frims, entre autres, ont laissé des observations analogues à celles que nous venons de relater, et nous avons vu qu'on avait opposé au raisonnement de Pasta les cas de mort dans lesquels on n'avait trouvé d'autre lésion que la présence des polypes dans le cœur qui peut en rendre compte. Dans les auteurs modernes, on ne trouve pas d'observations de concrétions fibrineuses idiopathiques, à l'exception des deux ci-dessous; c'est ce qui avait fait dire à M. Blaud, sur ce sujet (*Revue médicale*, 1833, t. 4) : « Les concrétions fibrineuses qui se forment dans les cavités du cœur n'ont été considérées jusqu'ici que comme des faits accessoires, liées à d'autres affections. On ne les a point encore étudiées comme formant des affections particulières ayant une existence propre; cependant, ces concrétions sont plus fréquentes qu'on ne l'imagine..... »

Suivent des observations dont la première se rapproche tout à fait de celles que nous avons rapportées; nous la reproduisons.

Observation douzième.

« Dupin Pierre, âgé de 22 ans, fusilier au 27e de ligne, d'une « forte constitution et d'un tempérament sanguin, s'était tou-« jours bien porté jusqu'au 12 décembre 1832, où il fut pris « subitement de difficulté de respirer et d'un sentiment de « pression dans la région du cœur. Cet état empira les jours « suivants; et, le 23, onzième jour de sa maladie, il fut trans-« porté à l'hôpital, il offrait alors les symptômes suivants : « Dyspnée, oppression, douleur vive à la région du cœur; « pulsations avec mouvements tumultueux à l'auscultation « médiate, bruit sourd, étouffé pendant la contraction des « oreillettes et des ventricules; pouls petit, fréquent, irrégu-« lier, inégal; tous les autres organes exercent leurs fonctions « d'une manière régulière.

« Saignée de 12 onces, 12 sangsues sur la région du cœur, « décoction d'orge et bouillon.

« Le 24, la douleur de la région cordiale est moins aiguë; « mais les autres symptômes persistent. Prescription : demi-« grain de digitale en poudre, de quatre heures en quatre « heures.

« Le 25, dans la matinée, l'oppression augmente, la face « s'injecte, bleuit; le malade s'agite, ses mouvements, brus-« ques et violents, s'affaiblissent; il survient un rale apoplec-« tique, le corps se couvre d'une sueur froide, les extrémités « deviennent glacées; et, le soir, à dix heures, il avait cessé « de vivre.

« Autopsie, vingt-quatre heures après la mort.

« Face violacée; poumons sains; cœur un peu plus volumi-« neux que le poing du sujet; son tissu, qui n'a rien d'anor-« mal, offre un peu moins de coloration que dans l'état ordi-

« naire; l'oreillette gauche est remplie et distendue par une « concrétion fibrineuse, consistante, d'un blanc grisâtre, du « volume d'un œuf, qui pénètre à travers l'orifice auriculo-« ventriculaire et va dans le ventricule gauche, se divise en « branches qui partent d'un mamelon commun de la grosseur « d'une noix, enchevêtrant les colonnes charnues de cette « cavité à laquelle elles adhèrent assez fortement et dont elles « conservent l'empreinte. »

Tout démontre que cette concrétion était idiopathique et ne dépendait nullement d'une affection du cœur.

Une observation du même genre est consignée dans le tome XL des *Mémoires de médecine, de chirurgie et de pharmacie militaires*, page 27, et relatée par M. Aubry, médecin militaire, en voici la substance :

Observation treizième.

« T...., Jean-Pierre, fusilier au 1er régiment de ligne, âgé de 24 ans, d'une forte constitution, jouissant habituellement d'une bonne santé, fut pris tout à coup, durant la nuit du 14 janvier 1836, de dyspnée et d'un léger délire. Entré à l'hôpital militaire de Lyon quelques instants après, ce militaire fut largement saigné. La soustraction subite de 24 onces de sang et l'application de deux sinapismes le soulagèrent momentanément.

« Le 15, teinte violacée de la face, telle qu'elle existe chez les individus menacés d'asphyxie; dyspnée extrême, pouls peu développé, battements du cœur irréguliers, donnant lieu à un bruit obscur derrière la partie inférieure du sternum; délire passager, anxiété portée au plus haut degré; le sang qu'avait fourni la veine était plastique et couvert d'une couenne jaunâtre.

« Dans une consultation qui eut lieu, M. Peysson, médecin en chef de l'hôpital, diagnostiqua la formation de concrétions dans le cœur. Une nouvelle saignée de 12 onces, 25 sangsues sur la région précordiale, l'application d'un large vésicatoire sur la partie antérieure de la poitrine, n'amenèrent aucun soulagement. A quatre heures, il y avait diminution plus notable de la vie, caractérisée par une lividité très-prononcée de la face, une respiration râlante, l'absence de la chaleur aux extrémités, la mollesse, l'irrégularité, l'insensibilité du pouls... la mort arriva dans la nuit (vingt-quatre heures après l'invasion).

« Autopsie. Cavités droites du cœur, celle de l'oreillette surtout, remplie de concrétions sanguines remarquables par leur tenacité; le cœur et les autres organes ne présentaient pas d'altération appréciable; toutefois, la stase sanguine était manifeste. »

IIe Série. — *Cas de concrétions fibrineuses et de bronchite capillaire.*

Nous avons rangé dans cette deuxième série les cas où, avec les autres symptômes, la toux se montre dominante. Nous ferons remarquer, toutefois, que, si le plus souvent à la nécropsie l'inflammation de la muqueuse bronchique était évidente, s'il y avait dans les bronches des mucosités séropurulentes, quelquefois aussi ces altérations étaient peu prononcées ou manquaient tout à fait.

Observation première.

Blaignat, François, âgé de 24 ans, du 19e léger, d'un tempérament lymphatico-sanguin, est apporté à l'hôpital, le 15 janvier 1841, pour une bronchite qui s'est déclarée subitement et dont le caractère principal est constitué par des quintes prolongées, pendant lesquelles la dyspnée habituelle devient plus forte encore; c'est, en un mot, un véritable catharre suffocant. L'expectoration est muqueuse; l'auscultation fait entendre les râles muqueux et sous-crépitants dans certains points de la poitrine, qui, du reste, donne un son assez clair à la percussion. Il y a en même temps une douleur précordiale marquée. Les battements du cœur et du pouls sont irréguliers.

Prescription. Diète, saignée du bras (légère couenne), 8 ventouses scarifiées sur la poitrine, boissons gommeuses et potion opiacée.

A la contre-visite du soir, pas d'amélioration; au contraire, tous les symptômes ont pris une gravité extrême : il y a orthopnée; la face est livide, cyanosée; il y a pouls veineux aux pupulaires. Le malade s'agite et se trouve dans une anxiété extrême; il porte la main du côté du cœur dont les mouvements sont accélérés et tumultueux, et donne à l'auscultation un mélange de bruit de cuir et de râpe; pouls filiforme, irrégulier; râles muqueux à grosses bulles dans la poitrine qui s'embarrasse; l'expectoration est devenue visqueuse, plus épaisse et jaunâtre.

Une nouvelle saignée amène une défaillance; une potion émétisée, de larges vésicatoires aux jambes, des frictions stibiées sur la poitrine n'améliorent pas l'état du malade, qui conserve cependant toutes ses facultés intellectuelles. Pendant la nuit, la gravité de ces symptômes va croissant, le pouls est à peine perceptible; il y a matité complète à la région du cœur dont on ne peut plus analyser les mouvements; le cerveau s'embarrasse, les extrémités se refroidissent, et la mort termine cette terrible agonie le lendemain, 16 janvier.

Nécropsie. Bronches remplies de mucosités, leur muqueuse est épaissie; les poumons sont incongestionnés, le système veineux est gorgé de sang; le cœur contient, surtout à gauche, de volumineuses concrétions tenaces et adhérentes, se prolongeant dans les gros vaisseaux; cet organe, dans sa consistance et sa couleur, ne présente rien de particulier.

Observation deuxième.

Meynard, Jean, âgé de 33 ans, du 51e de ligne, entre à l'hôpital, le 23 décembre 1840, pour une bronchite capillaire dont un traitement approprié n'arrête pas le cours. Son caractère suffocant et tous les autres symptômes des concrétions fibrineuses deviennent manifestes, le 3 janvier, et vont empirant jusqu'au 11, jour de la mort.

Nécropsie. Grande quantité de mucosités dans les bronches dont la muqueuse est enflammée; concrétions sanguines dans les cavités du cœur, surtout à droite.

Observation troisième.

Mazargue, Pierre, âgé de 22 ans, canonnier au 12e d'artillerie, entre à l'hôpital, le 22 décembre 1840, pour une bronchite capillaire à laquelle s'ajoutent tous les symptômes de concrétions du cœur. Le malade meurt comme asphyxié, le 15 janvier 1847.

Nécropsie. Poumons congestionnés, mucosités dans les

bronches, concrétions fibrineuses très-tenaces dans les cavités droites du cœur.

Observation quatrième.

Cazez, Pierre, âgé de 26 ans, du 12e de ligne, entre à l'hôpital, le 8 janvier 1841, pour une bronchite qui devient suffocante à un très-haut degré. Manifestation de tous les symptômes de l'épidémie régnante. Mort le 16.

Nécropsie. Rien de notable dans les poumons, si ce n'est la congestion. Cavités du cœur obstruées par des concrétions tenaces.

Observation cinquième.

Vidal, François, âgé de 26 ans, du 12e de ligne, est apporté à l'hôpital, le 13 janvier 1841, pour un catarrhe suffocant avec des symptômes très-prononcés de concrétions du cœur. Toute médication est infructueuse. Mort par asphyxie, le 16.

Nécropsie. Concrétions très-volumineuses dans les cavités du cœur.

Observation sixième.

Dalier, Louis, âgé de 21 ans, du 51e de ligne, entre à l'hôpital, le 7 janvier 1841, pour une bronchite qui devient suffocante. Symptômes concomitants des concrétions du cœur. Mort le 18.

Nécropsie. Mucosités abondantes et séropurulentes; concrétions fibrineuses dans les ventricules surtout.

Observation septième.

Genibre, Jean, âgé de 21 ans, du 12e de ligne, entre à l'hôpital, le 7 janvier 1841, pour bronchite avec symptômes manifestes de concrétions fibrineuses. Mort le 16.

Nécropsie. Concrétions fibrineuses dans toutes les cavités du cœur.

Observation huitième.

Faucillon, Benoît, âgé de 21 ans, du 12e de ligne, est apporté à l'hôpital, le 17 janvier 1841, pour une bronchite capillaire qui, malgré un traitement approprié, s'accompagne graduellement de symptômes caractéristiques des concrétions et se termine par la mort par asphyxie, le 27.

Nécropsie. Mucosités séropurulentes dans les bronches, cœur rempli de concrétions fibrineuses.

Observation neuvième.

Chanteloube, Léonard, âgé de 21 ans, du 51e de ligne, est apporté à l'hôpital, le 22 janvier 1841, avec des symptômes manifestes de bronchite capillaire et de concrétions fibrineuses. Rien ne peut modifier son état; il meurt le 28.

Nécropsie. Cœur plein de concrétions tenaces, adhérentes et volumineuses, entrelacées ensemble.

Observation dixième.

Plasson, Jean, âgé de 21 ans, du 33e de ligne, est apporté à l'hôpital, le 16 janvier 1841, avec des symptômes de concrétions fibrineuses et de bronchite capillaire. Mort le 26.

Nécropsie. Concrétions compactes dans les cavités du cœur.

Observation onzième.

Arnal, Pierre, âgé de 22 ans, du 19e léger, entre à l'hôpital, le 13 janvier 1841, pour une bronchite qui devient suffocante, avec des symptômes de concrétions fibrineuses, et succombe le 28.

Nécropsie. Mucosités dans les bronches, concrétions fibrineuses dans le cœur.

Observation douzième.

Martial, âgé de 26 ans, du 22e de ligne, est apporté à l'hôpital, le 28 janvier 1841, avec tous les symptômes des concrétions fibrineuses et de catarrhe suffocant. Rien ne peut modifier la marche rapide de la maladie, qui amène la mort, le 1er février.

Nécropsie. Mucosités dans les bronches; grosses et adhérentes concrétions dans les cavités droites et gauches du cœur.

Observation treizième.

Percollet, Jean-Baptiste, 21 ans, du 33e de ligne, est apporté à l'hôpital, le 31 janvier. Tout le cortége des symptômes de catarrhe suffocant et des concrétions fibrineuses s'empire irrésistiblement jusqu'au 4 février 1841, jour du décès.

Nécropsie. Concrétions tenaces et volumineuses, surtout dans les cavités gauches du cœur.

A Nantes, il régna une épidémie de bronchite capillaire avec concrétions fibrineuses dans le cœur, précisément à la même époque que celle de Lyon exerçait ses ravages, c'est-à-dire, à la fin de 1840 et au commencement de 1841.

MM. Mahot, Bonamy, Marié et Malherbe, médecins suppléants à l'Hôtel-Dieu de Nantes, en ont fait une relation dont un compte rendu est consigné dans la *Gazette médicale*, t. XI, p. 779; nous en citons un extrait :

« L'épidémie portait spécialement sur les militaires de la « garnison. Dans les salles des malades civils, on n'observa « qu'un petit nombre de ces bronchites, et fort peu de malades « succombèrent à la bronchite capillaire suffocante.

« Les crachats pituiteux d'abord, transparents, demi-opa- « ques, glaireux et souvent visqueux, furent plus tard blancs, « jaunâtres, opaques, sans bulles d'air et mêlés quelquefois à « des stries sanguines.

« Les mouvements respiratoires étaient tout à fait libres, et « offraient quelque rapport avec ceux des asthmatiques. Quel- « quefois il y avait une anxiété très-grande, une dyspnée ex- « trême, forçant les malades à s'asseoir sur leur séant. Dans « les cas qui se terminaient par la mort, *l'oppression parais- « sait ordinairement tout à coup et s'aggravait très-rapide- « ment*. Les malades succombaient généralement à un état de « demi-asphyxie.

« L'auscultation révélait divers râles et spécialement le râle « sous-crépitant.

« Le pouls était irrégulier, accéléré, dépressible; les mala- « des éprouvaient des lipothymies, si on les saignait. A l'au- « topsie, on trouvait le larynx, la trachée artère et les bron- « ches remplis d'un liquide muco-purulent, une rougeur « prononcée des bronches augmentant vers les capillaires.

« Tous les autres organes étaient imprégnés de sang et in- « jectés comme chez les sujets qui sont morts dans un état « d'asphyxie.

« Aucune médication n'a compté assez de succès pour qu'on « ait pu lui donner une préférence motivée. »

Quel rôle a joué la bronchite capillaire, appelée aussi bronchite ramusculaire, catarrhe pulmonaire profond, catarrhe suffocant, dans les cas où elle s'est manifestée?

A mes yeux, voici ce qui s'est passé :

On sait la relation qui existe entre certaines affections du cœur et la production de la toux: aussi Lieutaud admettait-il que la bronchite capillaire dépend presque toujours d'une lésion du cœur, et qu'elle est idiopathiquement très-rare pour le moins.

De son côté, le docteur Abercrombie pense que la maladie connue sous le nom d'angine de poitrine dépend, pour la plus grande partie, sinon en totalité, des dérangements de l'action musculaire du cœur, et M. le professeur Oribes a fait ressortir, dans son *Traité d'anatomie pathologique*, l'influence des troubles nerveux et des lésions nerveuses sur la production de cette affection.

Toutes les causes signalées par ces auteurs recommandables se trouvaient réunies dans les cas qui nous occupent; les concrétions, par leur présence insolite, irritaient l'agent central de la circulation, déterminaient des troubles nerveux, autant qu'elles gênaient mécaniquement ses mouvements et enrayaient le cours du sang qui stagnait surtout dans les veines et les poumons. Tout ce concours d'accidents fâcheux est plus que suffisant pour expliquer comment une toux convulsive pouvait s'observer chez les malades qui n'étaient pas atteints de bronchite, et comment la bronchite, chez ceux qui en étaient atteints parfois plusieurs jours avant d'avoir été pris par les symptômes propres aux concrétions fibrineuses, pouvait revêtir les caractères du catarrhe suffocant. Chez ces derniers, l'affection bronchique primitive ou concomitante devait donc aux phénomènes morbides qui se passaient dans le cœur, d'une part, son caractère suffocant; de l'autre, une suracuité dans sa nature, au point qu'à l'autopsie on trouvait, dans un certain nombre de cas, des mucosités séropurulentes dans les bronches.

D'un autre côté, la tuméfaction de la muqueuse enflammée et la présence de ces mucosités par la gêne inévitable qui en résultait pour la respiration augmentaient d'autant les troubles que la formation des concrétions occasionnait. Deux affections étaient donc en présence, réagissant l'une sur l'autre, comme il arrive toujours; et en ce cas, cette réaction réciproque accélérait la rapidité de la marche de la maladie principale, car l'issue funeste arrivait le plus souvent en très-peu de jours.

3e SÉRIE. — *Concrétions fibrineuses entées sur diverses maladies.*

Les hommes rangés dans cette catégorie, en traitement depuis plus ou moins de temps, pour diverses maladies, offrirent inopinément les symptômes de concrétions fibrineuses du cœur, qui vinrent les enlever, alors que rien dans leur état ne faisait prévoir une terminaison funeste si prompte.

Observation première.

Pleurite chronique et concrétions fibrineuses. — Germain, Cyprien, âgé de 22 ans, du 12e de ligne, entre à l'hôpital, le 5 octobre 1840, pour une pleurite qui passa à l'état chronique et amena un état de marasme prononcé. Il fut saisi par l'épidémie, le 12 janvier 1841, et succomba le 15.

Nécropsie. — Epanchement séropurulent, fausses membranes, épaisissement des plèvres, concrétions fibrineuses dans les cavités droites et gauches du cœur.

Observation deuxième.

Hypertrophie du cœur et concrétions fibrineuses. —Alauzet, Pierre, âgé de 26 ans, d'un tempérament sanguin, sujet à des palpitations, entre à l'hôpital, le 23 décembre 1840, présentant les symptômes suivants : Douleur précordiale; battements violents et tumultueux du cœur; bruit de soufflet, gêne de la respiration; commencement d'œdème.

Prescription : Diète, saignée du bras, de 500 grammes, huit ventouses scarifiées sur la région du cœur; potion avec la digitale, tisane nitrée.

24. Le malade va un peu mieux, mais il est toujours bouffi. Continuation de la digitale et des boissons nitrées. — Jusqu'au 1er janvier, son état s'améliore peu; mais, le 2, il fut pris d'une dyspnée plus prononcée; le cœur battait irrégulièrement et faisait entendre un bruit de râpe.

Prescription : Saignée du bras qui, cette fois, ne produisit pas d'amélioration et se couvrit d'une légère couenne fibrineuse; révulsifs aux membres inférieurs; six ventouses scarifiées à la région précordiale; boissons nitrées.

Le 3 janvier, l'état du malade empire de plus en plus; il y

a orthopnée, matité à la région précordiale, bruit de cuir et de râpe; le pouls est filiforme, irrégulier; la face est violette; l'anxiété est extrême; l'anasarque est générale; les extrémités sont froides, et la mort survient le 4 janvier.

Nécropsie. — Infiltration séreuse générale, système veineux gorgé de sang; sérosité dans le péricarde; cœur plus volumineux que dans l'état normal et distendu par des concrétions fibrineuses polypiformes fortement organisées, comme fibro-cartilagineuses, avec ossification du pourtour de l'orifice auriculo-ventriculaire gauche, confondues avec la valvule mitrale, enlacées aux colonnes charnues du cœur dont elles occupent toutes les cavités presque entièrement, surtout à gauche, y adhérant dans plusieurs points et s'irradiant par des prolongements dans les gros vaisseaux veineux et artériels.

Il est à présumer qu'une maladie déjà ancienne du cœur, constituée par un commencement d'hypertrophie et d'altération de la valvule mitrale, occasionnait les palpitations que le malade éprouvait depuis longtemps; que, sous l'influence de la constitution épidémique, les concrétions polypiformes augmentèrent l'obstacle de la circulation et déterminèrent en grande partie l'anasarque, les phénomènes observés et enfin la mort du sujet.

Observation troisième.

Tubercules et concrétions fibrineuses. — Baupoil, Lazare, âgé de 25 ans, du 12e de ligne, d'un tempérament lymphatique et d'une constitution moyenne, entre à l'hôpital, le 9 janvier 1841, pour une affection de poitrine assez obscure. Il tousse, depuis plusieurs mois, sans avoir été trop fortement fatigué; mais, depuis deux jours, il a une gêne considérable de la respiration.

Le 10, tous les symptômes de l'épidémie de concrétions fibrineuses sont évidents, rien ne peut arrêter les progrès de la suffocation qui se terminent par la mort, le 13.

Nécropsie. — Concrétions polypiformes dans les cavités du cœur; tubercules au sommet des poumons avec ramollissement de quelques-uns, mais pas de cavernes.

Il serait difficile, en ce cas, de méconnaître le rôle à peu près exclusif qu'ont joué les concrétions fibrineuses dans la production de la mort, car nul doute que cet homme, dans un milieu plus salubre, n'eût vécu peut-être plus longtemps encore avec cette phthisie commençante.

Observation quatrième.

Pneumonie et concrétions fibrineuses. — Daumard, Pierre, âgé de 21 ans, du 51e de ligne, est apporté à l'hôpital, le 25 décembre 1840, pour une pneumonie aiguë. Sous l'influence d'un traitement approprié, le malade paraît marcher difficilement vers une terminaison heureuse, jusqu'au 6 janvier; mais, le 7, la respiration devient plus pénible; douleur précordiale très-vive, face violette, bruit de cuir dans le cœur, pouls irrégulier, suffocation imminente; mort le 9.

Nécropsie. — Hépatisation rouge en grande partie des poumons, concrétions fibrineuses dans le cœur, plus volumineuses dans les cavités droites.

Observation cinquième.

Fièvre typhoïde et concrétions fibrineuses. — Marchand, Pierre, âgé de 25 ans, d'un tempérament lymphatico-sanguin et d'une constitution moyenne, entre à l'hôpital, le 28 décembre 1840, pour une fièvre typhoïde (1).

La maladie suivait ses diverses périodes, tenant toujours le malade en danger, lorsque au commencement de février, les symptômes de concrétions fibrineuses se déclarèrent chez lui et amenèrent la mort, le 9.

Nécropsie. — Ulcérations d'un grand nombre de plaques de Peyer, dont quelques-unes sont en voie de cicatrisation. Le cœur contient de volumineuses concrétions, à droite et à gauche, très-tenaces et adhérentes aux colonnes charnues.

Observation sixième.

Pleuro-pneumonie et concrétions fibrineuses. — Poyade, Claude, du 33e de ligne, âgé de 24 ans, d'un tempérament sanguin et d'une forte constitution, entre à l'hôpital, le 13 janvier 1841, avec tous les symptômes d'une pleuro-pneumonie aiguë.

(1) C'était un des derniers cas de cette fièvre qui venait de régner épidémiquement sur la garnison, en novembre et décembre 1840.

Prescription : Diète, saignée de 600 grammes (couenne fibrineuse assez prononcée), six ventouses scarifiées sur chaque côté de la poitrine; eau gommeuse, deux potions gommeuses, un looch. Cette médication ne fait que soulager momentanément le malade.

14. La respiration est extrêmement gênée. L'anxiété du malade est très-vive; la face est violette, le pouls irrégulier et précipité.

Prescription : Diète, saignée du bras, révulsif aux membres inférieurs; boissons gommeuses. A la visite du soir, pas d'amélioration sensible; potion émétisée.

L'état du malade s'aggrave de plus en plus; il y a matité considérable dans toute la poitrine; râle muqueux et crépitant, bruit de cuir dans le cœur dont les mouvements sont tumultueux, pouls filiforme, face cyanosée; pouls veineux aux jugulaires. Le malade meurt dans la suffocation, quarante-huit heures après son entrée.

Nécropsie. — Commencement d'œdème, hépatisation rouge des deux poumons, épanchement de sérosité dans les plèvres et le péricarpe, cavités du cœur, et surtout à gauche, remplies de concrétions fibrineuses polypiformes unies entre elles par les ouvertures de communication, enlacées par des fibrilles aux colonnes charnues.

Observation septième.

Méningite et concrétions fibrineuses. — Robert, François, âgé de 23 ans, est apporté à l'hôpital, le 8 janvier 1841, pour une méningite, dont rien ne modifie la marche. Le 9, dyspnée extrême, face cyanosée, pouls irrégulier et filiforme; mort le 10.

Nécropsie.—Épanchement séropurulent dans les méninges, concrétions fibrineuses dans les cavités du cœur.

Observation huitième.

Pleurite et concrétions fibrineuses.—Robert, Denis, âgé de 22 ans, d'un tempérament lymphatico-sanguin, du 12e de ligne, entre à l'hôpital, le 25 décembre 1840, pour une pleurite qui, traitée par les antiphlogistiques, les révulsifs et un régime approprié, marchait vers une terminaison heureuse. Le 10 janvier, il commença à offrir les symptômes des concrétions fibrineuses, et succomba le 14.

Nécropsie. — Léger épanchement dans la plèvre du côté gauche ; quelques adhérences du côté droit ; concrétions fibrineuses dans les cavités du cœur.

Observation neuvième.

Hypertrophie du cœur et concrétions fibrineuses. — Borie, Jacques, âgé de 24 ans, du 12e de ligne, entra à l'hôpital, le 29 décembre 1840, pour un anévrisme actif du cœur commençant, qui, depuis quelques jours, lui occasionnait des palpitations plus vives et des mouvements tumultueux. Le 10 janvier 1841, il présenta des symptômes manifestes de concrétions fibrineuses qui amenèrent sa mort le 16.

Nécropsie. — Cœur plus volumineux et parois plus épaisses que dans l'état normal, concrétions fibrineuses très-tenaces dans toutes les cavités.

Observation dixième.

Pleuro-pneumonie et concrétions fibrineuses. — Chaffreix, Louis, âgé de 26 ans, du 33e de ligne, entra à l'hôpital, le 5 janvier 1841, pour une pleuro-pneumonie double qui parut s'améliorer dès les premiers jours sous l'influence d'un traitement approprié.

Le 12, il présenta des symptômes de concrétions fibrineuses qui s'accrurent graduellement et amenèrent la mort le 17.

Nécropsie. — Hépatisation rouge en divers points des poumons ; épanchement dans les plèvres peu considérable ; concrétions fibrineuses plus volumineuses dans les cavités droites.

Observation onzième.

Fièvre typhoïde et concrétions fibrineuses.—Mathieu, Jean, âgé de 21 ans, du 12e d'artillerie, fut apporté à l'hôpital, le 15 janvier 1841, avec des symptômes typhoïdes. Bientôt la dyspnée et les autres caractères de l'épidémie régnante se manifestèrent, et le malade succomba le 20.

Nécropsie. — On trouva quelques ulcérations des plaques de Peyer près de la valvule iléocœcale et des concrétions très-fortes et très-adhérentes dans le cœur.

Observation douzième.

Rougeole et concrétions fibrineuses. — Vindrier, Laurent, âgé de 34 ans, du 51e de ligne, est apporté à l'hôpital, le 19 janvier 1841, pour une rougeole intense qui ne tarda pas à se compliquer de tous les symptômes des concrétions fibrineuses ; il succomba trois jours après son entrée.

Nécropsie. — Toutes les cavités du cœur sont remplies de concrétions très-tenaces et très-adhérentes aux parois qui offrent des traces d'endocardite.

Observation treizième.

Rougeole et concrétions fibrineuses (1). — Moreau, Louis, âgé de 21 ans, du 12e de ligne, entre à l'hôpital, le 18 janvier 1841, pour une rougeole bien caractérisée. Il est saisi bientôt par l'épidémie, et succombe, comme asphyxié, le 24.

Nécropsie. — Concrétions fibrineuses très-tenaces et très-volumineuses dans toutes les cavités du cœur, dont les parois offrent de légères traces d'endocardite.

Observation quatorzième.

Pneumonie double et concrétions fibrineuses. — Klein, Auguste, âgé de 23 ans, du 33e de ligne, entre à l'hôpital, le 10 janvier 1841, pour une pneumonie double. Après quelques jours d'amendement, les symptômes de l'épidémie apparurent et s'accrurent jusqu'au 25, jour de la mort du malade.

Nécropsie. — Mucosités abondantes dans les bronches, hépatisation rouge et grise d'une grande partie des poumons, cœur presque rempli de concrétions fibrineuses.

Observation quinzième.

Pneumonie et concrétions fibrineuses. — Allier, Jean-François, âgé de 21 ans, du 12e de ligne, est apporté à l'hôpital, le 1er février 1841, pour une pneumonie double, avec des symptômes de concrétions. Tout traitement devient inutile, et le malade meurt le 7.

Nécropsie. — Hépatisation rouge des deux poumons, mucosités dans les bronches, concrétions très-tenaces, surtout dans les cavités gauches du cœur.

(1) Des cas analogues ont été observés par M. Ménard, chez des enfants qui, durant une épidémie de rougeole à Lunel, en 1844, succombèrent brusquement dans les tourments de la suffocation, après avoir offert des palpitations et des mouvements tumultueux du cœur dans lequel l'autopsie révélait des concrétions fibrineuses se prolongeant dans les gros vaisseaux. (*Gazette médicale de Montpellier*, 1845.)

Observation seizième.

« Ballot, soldat au 12e d'artillerie, entra à l'hôpital, le 25 « décembre 1840, pour une colite aiguë; le 16 janvier, il « était en pleine convalescence; à la visite du matin, il se « plaignit d'une douleur qui s'irradiait à la région du cœur, « au milieu du dos; la respiration est devenue difficile, les « lèvres sont légèrement violettes, le pouls est filiforme, « toute la peau est froide. L'auscultation fait reconnaître un « léger bruit de borborygme dans le cœur; les rhythmes de « ce dernier semblent être à l'état normal; langue saine.

« *Prescription :* Six ventouses scarifiées à la région pré- « cordiale, sinapismes aux cuisses et aux avant-bras, vésica- « toires aux mollets; boisson délayante.

« Le soir, même état. On donne une potion éthérée pour la « nuit et on renouvelle les sinapismes.

« 17. La dyspnée a augmenté, le malade a peu dormi; il se « plaint moins de la douleur qu'il nous a accusée hier. On « continue les boissons et une potion avec bicarbonate de « soude, 20 décigrammes.

« 18. Ballot est mort à une heure du matin.

« *Autopsie,* quatorze heures après la mort; état général du « cadavre : maigreur, rigidité prononcée.

« *Tête.* — Rien à noter.

« *Poitrine.* — Poumons sains gorgés de sang.

« *Cœur.* — Concrétions rosées occupant toutes les cavités « de cet organe et formant une espèce de réseau fibrineux « qui se continue jusque dans les carotides primitives. En- « docarde sain.

« *Ventre.* — Rien de remarquable. »

Les cas de cette série ont, pour la plupart, la plus grande analogie avec ceux dont MM. Bouillaud (1) et Legroux ont retracé l'histoire.

M. Bouillaud, frappé surtout de la fréquence des concrétions fibrineuses dans le cœur des individus qui succombaient aux pneumonies aiguës, avait cru devoir formuler la loi pathologique suivante :

(1) *Traité clinique des maladies du cœur*, t. II, pag. 591, Appendice.

« Des concrétions fibrineuses existent constamment chez les sujets qui succombent à une pleuro-pneumonie aiguë, franche et bien caractérisée, et parvenue à son troisième degré. » (*Gaz. méd.* 1843, t. XI, p. 270.)

Cette loi tendrait à faire jouer un rôle presque exclusif à l'influence des maladies inflammatoires des poumons surtout, dans la production des concrétions du cœur. Or, nous ferons observer :

1° Que nos observations 3e, 5e, 11e et 16e font une frappante exception à cette loi, de même que les 7e et 8e observations relatées par M. Legroux (concrétions sanguines suppurées chez deux hommes atteints de phthisie pulmonaire);

2° Que non-seulement après et avant l'épidémie de Lyon, mais encore dans d'autres villes, nous n'avons pas eu occasion de rencontrer, pour notre part, des concrétions fibrineuses dans le cœur d'individus morts d'affections inflammatoires et de pneumonies en particulier. Nous avons trouvé de simples caillots, mais non pas des concrétions essentiellement fibrineuses, compactes, coriaces et volumineuses au point de remplir à peu près toutes les cavités de cet organe, comme celles dont nous venons de parler.

RÉFLEXIONS SUR L'ÉPIDÉMIE DE LYON. 1840-1841.

Les cas de concrétions fibrineuses que nous venons de relater dans nos trois séries d'observations se sont présentés, de la fin de décembre 1840 à la fin de février 1841, constituant ainsi un fait inouï dans les annales médicales, à savoir : le règne épidémique d'une affection qui jusqu'ici ne s'était révélée que par cas isolés à l'attention de ceux qui voulaient bien ne pas nier systématiquement son existence.

Cette redoutable épidémie sévit spécialement sur les militaires de la garnison, car nous n'avons pas eu la preuve qu'elle ait manifestement exercé son influence sur la population lyonnaise. Elle surprenait indistinctement l'homme malade, le convalescent, comme le soldat vigoureux dans l'exécution de son service, apparaissant ainsi tantôt comme affection concomitante ou intercurrente, et tantôt se montrant dans toute sa simplicité, comme chez les hommes de notre première série, qui, saisis inopinément (1), mouraient asphyxiés par le seul fait du développement de concrétions fibrineuses dans les cavités du cœur.

Le summum d'intensité exerça ses ravages au milieu de janvier 1841, car il y eut six décès le 16 de ce mois. Nous parlons exclusivement de l'intensité de l'épidémie, eu égard au nombre des malades ; car, pour l'acuité de la maladie, elle fut toujours au même degré, c'est-à-dire jusqu'au bout mortelle, chez tous ceux qui en offrirent évidemment les symptômes, à l'exception d'un cas sur lequel nous reviendrons.

Je dis tous ceux qui en offrirent évidemment les symptômes, car nous avons été autorisé à conclure que le même génie épidémique qui révélait son action funeste sur les hommes dont nous rapportons les observations, agissait aussi sur les autres malades, vu la marche pénible, irrégulière, peu franche de la convalescence des diverses affections qui avaient motivé leur séjour à l'hôpital.

Voici un extrait du rapport que les officiers de santé en chef adressèrent au conseil de santé des armées, au sujet de l'épidémie qui nous occupe, inséré dans le *Mémoire de médecine, de chirurgie et de pharmacie militaires*, t. III, p. 63.

« Nous observons, en ce moment, une maladie sinon mortelle, du moins très-rare en temps ordinaire, qui se multiplie depuis vingt à vingt-cinq jours, au point de nous faire craindre qu'elle ne devienne épidémique. Il ne s'agit de rien moins que de concrétions fibrineuses fortement organisées, qui se développent dans les cavités du cœur en se prolongeant dans les gros vaisseaux, concrétions dont on peut suivre le développement par les symptômes qu'elles produisent, au point qu'aujourd'hui nous pouvons diagnostiquer cette terrible maladie, et pronostiquer la fin prochaine des sujets et l'existence de ces corps étrangers d'une manière à peu près certaine.

« ..... Le pouls est petit, vite, précipité, irrégulier, et semble le produit d'un jet continu, entretenu par la contraction, pour ainsi dire permanente, du cœur, qui ne donne, le plus souvent, qu'un bruit tumultueux et confus. En même temps,

(1) L'invasion était si brusque, que nous reçûmes des hommes apportés sur des brancards et qu'on venait de relever de faction.

la respiration paraît des plus laborieuses, et cependant l'air entre facilement dans les cellules pulmonaires, puisque les parois du thorax s'élèvent même plus que de coutume, et que leur sonorité est parfaite; les malades n'en sont pas moins étouffés, ils éprouvent le besoin sans cesse renaissant de respirer, parce que l'hématose est à peu près nulle : aussi, semblables aux asphyxiés, offrent-ils les lèvres violettes et un teint cyanosé ; en même temps, ils ont les yeux hagards, une agitation et une inquiétude inexprimables; les plus funestes pressentiments les tourmentent avant leur mort qu'ils regardent comme certaine; si on les interroge sur le siége de leur maladie, ils portent la main sur le cœur et vous disent qu'ils étouffent; il n'y a jamais, ou du moins bien rarement, le plus léger trouble dans les fonctions intellectuelles, et s'il survient parfois un faible délire, ce n'est qu'aux approches de la mort.

« En moins de vingt-quatre jours, il y a eu douze cas bien caractérisés, chez des jeunes gens forts, vigoureux et n'ayant aucune maladie à laquelle on puisse rapporter une mort aussi prompte que cruelle : car les sujets sont souvent enlevés dans les vingt-quatre heures, au milieu d'une anxiété très-grande et par suite de l'arrêt mécanique de la circulation (20 janvier). Cette funeste maladie, loin de se ralentir, ne fait que multiplier de plus en plus ses victimes, au point de nous faire croire qu'elle est réellement sous l'influence de la constitution médicale; non-seulement elle se montre dans son effroyable simplicité avec les seuls symptômes qui la caractérisent, mais elle complique en ce moment la plupart des autres maladies qu'elle termine brusquement, au moment même où l'on s'y attend le moins..... »

(Plus tard). « Le dernier cas que nous avons observé s'est présenté vers la fin de mars, et *depuis lors nous explorons en vain* les cavités du cœur, nous n'y trouvons plus de traces de ces corps anormaux. »

MM. les rédacteurs des mémoires ajoutent : « Les autopsies faites en grand nombre, par MM. les officiers de santé en chef de l'hôpital militaire de Lyon, en présence de médecins civils et d'un grand concours d'élèves, ont prouvé l'existence des concrétions fibrineuses chez tous les sujets qui en avaient offert les symptômes, et ces concrétions différaient entièrement des caillots que l'on sait se former après la mort. » « La mort désorganise tout et n'organise rien, dit M. Peysson (1), et ces concrétions étaient dures, consistantes, plastiques, adhérentes et véritablement organisées. » Nous avons des échantillons de ces concrétions envoyées au conseil de santé, et nous avons pu constater leur consistance très-grande, leur cohérence entière, les fibrilles imbriquées qui caractérisent la fibrine coagulée, etc. »

ANATOMIE PATHOLOGIQUE.

Aspect, dispositions, formes, structure, altérations.

Époque de formations des concrétions fibrineuses.— Il serait presque impossible de décrire toutes les bizarreries de formes des concrétions qui ont été notées par les observateurs, et dont Joseph Franck fait une très-large énumération.

Laënnec les divise en récentes et anciennes. M. Legroux en admet de longues, de courtes et de membraneuses.

M. Bouillaud subdivise la deuxième espèce de Laënnec en celles qui ont subi un premier degré d'organisation et celles qui sont parfaitement organisées, qui se pénètrent de vaisseaux et sont ainsi greffées sur des parties vivantes.

Une concrétion idiopathique formée pendant la vie, dit M. Blaud, offre une couleur blanchâtre et ne contient, dans son tissu, aucune molécule colorante de sang.

Quant à leur degré de consistance, on lit dans le *Compendium de médecine* (cœur, pathologie) : Depuis l'état gélatiniforme, on trouve des différences nombreuses.

M. Rokilanski, de Vienne (2), admet trois formes principales affectées par les caillots du cœur :

1° Concrétions fibrineuses en masses irrégulières, remplissant plus ou moins les cavités du cœur; 2° végétations sarcomateuses, fongueuses, condylomateuses, pouvant se développer à la suite de l'endocardite, et aussi sans que cette maladie ait existé; 3° des végétations globuleuses formées par des concrétions arrondies.

(1) Alors médecin en chef, et dont nous devions trop tôt déplorer la perte.
(2) *Gazette médicale*, 1841, t. IX, p. 487.

Pour nous qui, pendant l'épidémie de Lyon, n'avons eu à observer que des cas où les concrétions fibrineuses se sont rapidement formées, voici ce que nous avons trouvé : Dans la plus grande partie des cas, le cœur était véritablement obstrué. Qu'on se figure une couenne fibrineuse, volumineuse, façonnée aux cavités de cet organe, se prolongeant dans les gros vaisseaux et s'attachant aux piliers du cœur par des filaments ou fibrilles, ayant un aspect blanc mat ou gris, une consistance cartilagineuse, résistant au scalpel, une disposition à couches concentriques marquée dans quelques cas, et le plus souvent d'un seul bloc compact, sans stratifications, à surfaces plus ou moins sillonnées par les dernières ondées du torrent circulatoire, et on aura une idée de ce qu'étaient les polypes qu'on rencontrait invariablement chez tous ceux qui en avaient offert les symptômes.

Une espèce de collet, bouchant à peu près complétement les orifices auriculo-ventriculaires, unissait les lobes contenus dans les oreillettes à ceux des ventricules. On ne trouvait, dans leur intérieur, ni sérum, ni traces de globules rouges ; toujours la coagulation de la fibrine se présentait avec les caractères indiqués, lors même qu'elle s'effectuait sur des malades atteints d'affections les plus diverses.

Les adhérences des concrétions aux parois du cœur s'étaient opérées le plus souvent par des vrilles fibrineuses enlacées aux colonnes charnues, et quelquefois au moyen d'espèces de fausses membranes. Anciennement, ce caractère avait été noté. Panarole, rapporte Senac, en a vu de tellement attachées aux ventricules, qu'on ne pouvait les en séparer, et Rivière en a rencontré de si dures, qu'on ne pouvait les déchirer par l'effet des mains.

Nous n'avons jamais trouvé d'altérations pathologiques dans l'intérieur des concrétions, telles que leur fonte purulente, leur dégénérescence cancéreuse, cérébriformes notées par quelques auteurs, sans doute parce que, la mort étant survenue toujours rapidement, leur formation était trop récente. Donc, quel que puisse être le siége des diverses altérations, cela doit être admis comme possible et vrai, lorsque des auteurs recommandables affirment l'avoir vu ; mais cela n'a rien d'absolu, et on ne doit pas y attacher une trop grande importance.

M. Forget, de Strasbourg (*Clin. méd.* 1845) (1), parle d'une concrétion accolée à la paroi externe du ventricule gauche, de la grosseur d'une baie de raisin, formée par une espèce de kyste fibrineux rempli de pus crémeux, et dont les racines filandreuses étaient imbriquées dans les colonnes charnues.

Dans le service de C. Broussais, un soldat de 22 ans mourut subitement, après avoir éprouvé quelque dyspnée, le 26 avril 1846, à son 70e jour d'hôpital, pour une bronchite et le scorbut. A l'autopsie, pratiquée vingt-huit heures après (par M. Fleury), on trouve deux caillots fibrineux, de la grosseur d'une noisette, légèrement agglutinés à l'endocarde et suppurés à l'intérieur (2).

Quelle était l'origine de ce pus? Pour nous, sans énumérer toutes les hypothèses qui ont été nécessairement émises sur ce point, telles que la formation ou le transport de ce pus dans le cœur, son encapuchonnement ultérieur par de la fibrine, etc., nous le considérons comme un produit pathologique développé au sein d'un produit pathologique lui-même.

Quant à la signification de sa présence, l'on a dit que c'était un sûr moyen de reconnaître que les concrétions s'étaient formées pendant la vie. Je répondrai à cela que la présence du pus n'a rien de constant ni de nécessaire; que de très-anciennes concrétions peuvent n'en point contenir; que, d'ailleurs, serait-elle constante, tout au plus pourrait-on l'invoquer, si l'on avait à former la conviction de gens étrangers à la science, auxquels il faudrait faire toucher matériellement l'évidence du bout du doigt pour un cas de médecine légale, par exemple. Mais, pour le médecin, ne serait-il pas déplorable d'avouer qu'il lui faut une vérification nécropsique, pour affirmer qu'il y a formation de polypes, avant ou après la mort, chez tel malade qu'il aurait à soigner? Ne serait-ce pas déclarer son incompétence en diagnostic et l'impuissance de son ministère, et n'est-ce pas dans la symptomatologie qu'il doit, avant tout, puiser sa conviction?

Je le demande, alors que des hommes bien portants jus-

(1) *Gazette médicale*, n° 119, 1846.
(2) *Idem*, 9 mai.

que-là étaient pris subitement de gêne dans la respiration, comme dans les cas de notre première série surtout, sans symptômes d'affections préalables ou concomitantes du cœur ou des poumons; alors que la dyspnée allait croissant avec tout le cortége des troubles de la circulation, jusque-là l'asphyxie par suffocation, qui eût douté de ce qui se passait? Qui n'aurait compté et exactement évalué au chronomètre des symptômes les diverses périodes de formation des polypes qui arrêtaient le torrent circulatoire? Il n'y avait pas à s'y tromper; à coup sûr, on portait un diagnostic que trop constamment l'autopsie venait confirmer. Pouvait-on alors songer à demander d'autres preuves de la formation de ces polypes pendant la vie?

C'est probablement encore parce que la formation de ces concrétions était récente que nous n'avons jamais vu de réseau vasculaire sanguin, même dans les concrétions fortement adhérentes et d'une consistance telle que le scalpel criait en les incisant. D'ailleurs, j'avoue que, comme celle du pus, la question de vascularité n'est que secondaire ici. Je trouve que la coagulation de la fibrine dans le cœur, portée au point d'arrêter la circulation et d'amener l'asphyxie, sans autres lésions susceptibles de rendre raison des symptômes et de la mort, est un fait qui tombait sous le sens, *de visu*, chez les malades dont nous avons retracé l'histoire. Qu'à la longue, les fausses membranes qui ont amené des adhérences et peut-être les concrétions elles-mêmes puissent se pénétrer de vaisseaux, il n'y a rien là d'impossible théoriquement, mais aucune démonstration rigoureuse n'en a été matériellement donnée jusqu'ici (1).

Et puis, combien de tissus dont il ne serait pas possible de démontrer l'organisation par une vascularité apparente! Voit-on des vaisseaux à l'intérieur d'un tendon? en voit-on sur le disque d'un fibrocartilage intervertébral avec lequel la plupart de nos concrétions avaient une ressemblance si grande de couleur, de tenacité, de structure? Senac disait à ce sujet :

(1) L'opinion émise sur ce point par M. Ridault est que la *prétendue* organisation des caillots du cœur se fait par une matière pseudo-membraneuse sans que la fibrine coagulée *paraisse* y participer autrement que comme trame et base de ce travail. *Arch. gen. de médecine*, 1847.

« A n'en juger que par les apparences, on dirait que les polypes ne sont pas des concrétions fortuites, on croirait que leur tissu est un tissu organique; la forme extérieure en a tellement imposé aux yeux, qu'on s'est imaginé qu'il y avait dans ce tissu des vaisseaux sanguins. » M. Manget n'était pas désabusé de ce préjugé qui a mérité la censure de M. Morgagni.

M. Rokilanski, après avoir établi les trois espèces de formes citées, ajoute : Aucune de ces concrétions adhérentes à l'endocarde ne présente des traces d'organisation à l'intérieur. Enfin, dans l'observation que M. Choisy a citée pour type du polype vrai formé pendant la vie et qui devait dater de dix-sept ans, d'après les symptômes observés, il n'est nullement question de vaisseaux aperçus dans sa substance. Bien plus, Meissner, qui passe pour avoir fait un traité très-complet sur les polypes en général, dit que, dans aucun, il n'existe de véritables vaisseaux sanguins.

Du reste, s'il fallait des preuves de la formation de ces polypes avant la mort, purement matérielles et du ressort de l'anatomie pathologique, n'en trouverions-nous pas une péremptoire et incontestable dans le volume, la cohésion et la couleur des concrétions que nous avons rencontrées? Supposons que l'organe *primum vivens ultimum moriens* pût brusquement cesser ses contractions à l'instant d'une mort subite, et que le sang se coagulât dans ses quatre cavités distendues comme dans un vase inerte, à coup sûr, quelque plastique que fût ce liquide, on trouverait tout au plus une couenne à la surface de caillots rougeâtres, contenant les globules et nageant dans une certaine quantité de sérum. Donc quelle que soit la quantité de sang qui puisse se coaguler dans le cœur après la mort, il n'y aura jamais possibilité de rencontrer dans les cavités des concrétions de fibrine aussi volumineuses, aussi tenaces, aussi blanches, aussi dépourvues de globules rouges et de sérosité que celles que nous avons signalées, qui n'ont été extraites, que d'une masse de sang très-considérable, et par conséquent, durant le cours de ce fluide, c'est-à-dire pendant la vie.

Mais nous le répétons, les symptômes, mieux que tout le reste, démontrent la véritable époque de formation de ces terribles produits qui, provenant d'une modification pathologique du sang, croissaient par l'addition successive de nouvelles couches et répondaient si exactement aux troubles circulatoires et respiratoires observés.

Nature de ces concrétions.

La dénomination que nous avons adoptée indique la substance qui a été la base principale, sinon exclusive de ces productions pathologiques; ce que nous avons déjà dit confirme notre manière de voir sur le rôle de la fibrine, et ce que nous allons ajouter la corroborera.

Malpighi disait : Ces polypes ne sont d'autre substance que de couenne inflammatoire. D'après Senac, ils seraient constitués par la substance blanche ou lymphatique du sang; car, disait-il, ce fluide est composé de deux substances : l'une est rouge, ce sont les globules rouges; l'autre est blanche ou lymphatique, qui, en se séparant des premiers et se condensant, forme les polypes. Il indique que, pour séparer cette substance, il faut battre le sang ou laver le caillot.

On ne saurait évidemment admettre qu'un principe du sang, autre que la fibrine, pût donner naissance à ces produits anormaux; on sait que le sérum, composé d'albumine surtout, et contenant quelques matières grasses, colorantes et inorganiques, ne se coagule qu'à 75°; que les globules, composés d'hématosine et de corpuscules albumineux, ne peuvent eux-mêmes se coaguler sans le secours de la fibrine; qu'enfin la fibrine seule est l'élément du sang spontanément coagulable. Le passage ci-après de M. Andral (réponse aux objections de l'analyse du sang, page 4) vient à l'appui de ce que j'avance, tant pour l'existence des concrétions que pour leur composition; la propriété d'éprouver la coagulation spontanée est l'apanage de la fibrine; c'est en vertu de cette propriété que la fibrine joue le rôle principal dans le phénomène de la solidification du sang, forme le canevas de la partie du sang extrait par la saignée, connue sous le nom de cruor, de caillot, d'insula, et sert de trame à ces nombreuses concrétions si diverses de forme et de couleur, qui se montrent dans le système circulatoire, soit après la mort, *soit même pendant la vie*, dans quelques circonstances particulières.

État du sang.

Le sang, qui fut tiré de la veine, offrit constamment le caractère spécial de se coaguler immédiatement en offrant une consistance remarquable. Les mailles de la fibrine emprisonnaient tout instantanément, globules et sérum ; puis le suintement du sérum s'opérant graduellement, il restait un caillot très-volumineux, très-épais, très-consistant, mais à la surface duquel il n'y avait jamais cette forte couenne fibrineuse qu'on trouve dans les saignées des pneumoniques. La raison de ce phénomène se trouve dans le fait énoncé : l'instantanéité de la coagulation fibrineuse ne permettait pas aux globules de se précipiter ; ils étaient retenus à la partie supérieure en aussi grande proportion que dans le fond ou l'intérieur du caillot, masquant ainsi la surface des saignées qui, sans cela, eussent paru couenneuses sans doute. La couenne était donc plutôt masquée qu'elle ne manquait. Nul autre élément que la fibrine ne pouvait produire la coagulation des saignées, et cette coagulation était immédiate et complète ; l'état hyperfibrineux du sang, présumable pour ce fait dans le cours de la maladie, semblait démontré, après la mort, par les masses polypeuses qui, du moins, ne laissaient aucun doute sur la séparation de la fibrine des autres éléments.

A l'autopsie, le sang, examiné dans les troncs veineux, offrait cette particularité remarquable d'être fluide, et on aurait dit à son état normal. Le sérum et les globules étaient parfaitement mélangés et avaient l'aspect du sang qu'on a soumis au battage. C'était, en effet, du sang défibriné, tant l'élément fibrineux, ou la plus grande partie, du moins, s'était aggloméré dans les cavités du cœur et à l'origine des gros vaisseaux.

Nous donnons ces caractères, tirés de l'examen physique du sang, comme ayant une valeur clinique préférable aux données de l'analyse chimique ; l'aspect du sang, et surtout des concrétions, seul indiquait mieux le rôle de la fibrine que ne l'aurait fait l'analyse chimique, qui tend à confondre en une seule les trois substances si différentes physiquement, le sérum, les globules et la fibrine. Berzélius, en effet, les désignait collectivement sous le nom de parties albumineuses du sang (1).

A l'observation qu'il eût été intéressant de connaître les quantités relatives des éléments du sang des saignées, nous répondons que, pour fournir pareilles données, force est bien d'attendre que la science soit faite à cet égard. Comment, en effet, donner des résultats quantitatifs rigoureux sur les éléments du sang malade, quand les chimistes les plus distingués ne sont encore d'accord, ni sur les proportions, ni même sur le nombre des éléments du sang à l'état normal. Diverses analyses, variant toutes sur les moyennes quantitatives, oscillent entre vingt-six et quarante-cinq éléments. Ce qui a fait dire aux auteurs du *Compendium* : « Il est fort regrettable « que, sur ce point, la science n'ait encore enregistré que des « opinions contradictoires. »

Nous ajouterons cependant que ces chiffres différents infirment moins la valeur des recherches par lesquelles ils ont été obtenus qu'ils ne démontrent que peut-être la constitution, le tempérament, le sexe, l'âge, etc., font varier, selon les individus et les circonstances, la composition du sang, même à l'état physiologique.

Du reste, nous prions le lecteur de ne point oublier que ce n'est pas au point de vue des études hématologiques, qui ont reçu une nouvelle impulsion depuis l'époque où nos observations ont été recueillies, que nous envisageons notre sujet. Le problème dont nous entreprenons la solution, c'est de démontrer l'existence *idiopathique* des concrétions fibrineuses du cœur, limitant ainsi notre tâche à l'introduction dans l'édifice nosologique d'une espèce qui n'a guère que les honneurs du péristyle.

Étiologie et mode de formation.

J. Franck fait jouer un grand rôle à l'état inflammatoire du sang dans la formation des concrétions fibrineuses.

Kreysig les considère comme une secrétion morbide de la membrane interne du cœur.

(1) Disons cependant, qu'en opposition avec l'opinion de Berzélius, soutenue aussi par MM. Liébig, Denis, Andral et Gavarret, MM. Dumas et Cahours avancent que la fibrine différerait de l'albumine par plus d'azote et moins de carbone.

Laennec dit que ce n'est pas chez les sujets jeunes, pléthoriques, pleins de vie et éminemment disposés à l'orgasme inflammatoire, que se forment tout à coup les concrétions polypiformes dans le cœur. (*Gazette méd.*, t. XI, p. 270.)

M. Andral, dans une note sur l'étiologie des concrétions, dans l'ouvrage de Laennec, admet, dans certains cas : 1° des conditions toutes particulières du sang, des altérations spéciales ; 2° des causes mécaniques ; 3° l'inflammation de la membrane interne du cœur surtout.

M. Legroux place aussi des causes mécaniques à côté des causes vitales.

« Quant aux causes, dit M. Bouillaud, elles dépendent des conditions purement physiques ou mécaniques qui s'opposent au cours du sang, ou bien de l'effet de causes qui agissent chimiquement, du pus, par exemple. » Le même auteur, frappé surtout de la fréquence des concrétions fibrineuses dans le cœur des individus qui succombent aux pneumonies aiguës, a cru devoir formuler la loi pathologique suivante : « Des con-« crétions fibrineuses existent constamment sur les sujets qui « succombent à une pleuropneumonie aiguë franche et bien « caractérisée, parvenue à son troisième degré. » (*Gazette méd.*, 1843, t. XI, p. 270.)

M. Hope, qui admet la stase sanguine comme cause des concrétions, puise des arguments contre l'inflammation dans l'état de cacochymie des individus qu'elle a affectés. Une autre opinion admet que les concrétions se forment d'abord, irritent les parois du cœur avec lesquelles elles finissent par contracter des adhérences.

On lit, dans le *Compendium de médecine* : « Les causes des concrétions doivent être cherchées dans le sang lui-même, *ou dans les parois qui les renferment.* » Personne ne conteste aujourd'hui les altérations du sang, et en particulier, la tendance qu'il présente à se concréter....

M. Rokilanski (*loc. cit.*) émet la même opinion, le sang peut être altéré par une dyscrasie spontanée ou par l'absorption de quelque principe délétère qui le rend plus coagulable.

M. Pigeau, après avoir signalé la stase du sang, sa plus grande plasticité, la prédominance de certains éléments, leur dissociation, l'inflammation du sang, ajoute, avec raison :

Plus on étudiera ce sujet, et plus on verra que jusqu'ici on s'est trop arrêté aux causes mécaniques, et qu'une large part doit être faite aux causes dynamiques ou vitales, dans la production des concrétions sanguines, et l'on reconnaîtra l'insuffisance des caractères physiques pour les différencier.

Outre les divergences d'opinions, on a lieu de s'étonner que plusieurs de ces auteurs mentionnant les altérations spéciales du sang, placent tout à côté la stase sanguine, par exemple. Sénac avait déjà dit à ce sujet : le repos ou la cessation du mouvement progressif du sang ne sont que des conditions favorables..... ; il faut donc s'attacher à une cause inconnue, comme à un fait avéré, mais dans quel cas une telle cause déploie-t-elle son action?

Revenons à l'épidémie de Lyon : La constitution médicale de 1840 fut très-mauvaise. Parmi les maladies qui occasionnèrent un encombrement à l'hôpital, au point de nécessiter l'ouverture de salles militaires dans l'hospice civil de la Charité, nous citerons surtout la dyssenterie et la fièvre typhoïde qui régnèrent épidémiquement, la première, pendant la saison chaude, et la deuxième, en automne. Ce fut la même année (novembre 1840) qu'eurent lieu les trop fameuses inondations. Au milieu de ce concours de fâcheuses circonstances, six cents jeunes soldats environ furent incorporés dans les divers régiments de la garnison. On comprend que les grandes intempéries de l'époque, l'alimentation toute nouvelle, toute différente de celle que la plupart de ces jeunes gens avaient dans leur famille ; les fatigues qu'éprouve le soldat dans cette garnison difficile ; le passage subit du ciel des départements du Midi dans l'atmosphère épaisse, humide et froide de Lyon, durent vivement les impressionner, alors surtout qu'une partie de ces nouveaux venus s'exposaient à des écarts de régime, et que d'autres étaient sous le poids d'affections nostalgiques plus ou moins prononcées. Ces circonstances durent avoir une influence pathogénique bien marquée, car nous avons vu que ce fut exclusivement sur les militaires, et surtout sur les recrues, que sévit l'épidémie. La moitié des morts, en effet, provint de ces six cents soldats, alors que la garnison était de douze mille hommes.

Cependant, à d'autres époques, d'autres soldats s'étaient

trouvés dans des conditions analogues, en apparence du moins, et pareille épidémie n'avait pas éclaté : il faut donc reconnaître que les circonstances que nous avons mentionnées n'étaient que des causes prédisposantes, augmentant d'une part la susceptibilité et l'impressionnabilité de certains organismes, et de l'autre, favorisant l'action du génie de la constitution médicale. De là, n'est-on pas autorisé à conclure que le το θειον d'Hippocrate exerça sa funeste influence sur ces individus spécialement disposés par le changement de milieu, par un changement qui a intéressé particulièrement les fonctions digestive et respiratoire ; que le système vivant, profondément modifié (1), eut pour effet premier de produire un état pathologique du sang, consistant en une augmentation de la quantité de fibrine, consistant surtout en la tendance de cet élément à se séparer des autres.

Cette tendance se décélait par la coagulation de la fibrine, qui forma plus spécialement des concrétions dans les cavités du cœur, à cause de la masse sanguine qui s'y meut, et y est si énergiquement agitée en sens opposés par un véritable battage. Cette cause mécanique, nulle chez l'homme en santé, produisait un effet désastreux sur un sang essentiellement malade. Dès lors, arrêt plus ou moins prompt des deux grandes fonctions de la circulation et de la respiration, et cessation de la vie le plus souvent avec une rapidité effrayante.

On pourrait objecter que, dans les bronchites capillaires, il y a difficulté de respirer, par suite de la nature même de l'affection suffocante, d'où arrêt plus ou moins prononcé de la circulation, et formation de polypes dans le cœur. Nous avons déjà fait la part de la bronchite capillaire comme cause adjuvante, mais il est impossible de la regarder comme cause première, surtout si l'on réfléchit que, chez le plus grand nombre des malades, cette affection manquait, ainsi qu'il appert de nos observations. Mais d'ailleurs, si l'on invoquait la gène de la respiration sans tenir compte de l'état du sang, nous demanderions comment il se fait que, dans certains accès d'asthme, rien de pareil n'a lieu. Et si la stase sanguine avait l'influence qu'on lui attribue, toute syncope, toute asphyxie,

(1) Burdach admet que l'exaltation vitale du sang produit l'excès de la fibrine.

toute léthargie, serait nécessairement mortelle, car si, dans ces cas, l'action du cœur n'est pas abolie, comme les recherches de M. Bouchut tendraient à le faire admettre, du moins le cours du sang est-il ralenti au point de paraître suspendu, en même temps que l'acte respiratoire semble anéanti. Jamais alors la formation de concrétions fibrineuses dans le cœur ne devrait manquer. Or, je le demande, l'expérience de tous les jours ne prouve-t-elle pas le contraire? Que deviennent donc ces prétendues causes qui, même pour ceux qui les admettent, ne sauraient être que des exceptions?

Ces mêmes réflexions s'appliquent à la scarlatine, aux pneumonies, aux maladies du cœur, etc.

Qu'on ne nous taxe pas, au sujet de nos vues étiologiques, de partialité en faveur de tel système, plutôt que de tel autre; nous aimons la vérité partout où elle est, et c'est assez dire que nous ne sommes pas exclusif. Du reste, ne concilions-nous pas toutes les doctrines, en disant que le système vivant est modifié dans son ensemble, et qu'il le montre spécialement dans le sang? Celui-ci est altéré dans sa constitution; ses éléments tendaient à se dissocier et à réaliser certaines prédominances. L'état pathologique est un fait intéressant à la fois les solides et les humeurs; et la fibrine, cet élément du sang spontanément coagulable, donne lieu à des concrétions qui deviennent corps étrangers et produisent dans les milieux, où ils ne sauraient être tolérés impunément, des accidents funestes. Les phases de l'évolution morbide des concrétions fibrineuses du cœur sont donc celles-ci : lésions vitales, première altération, source de toutes les autres; lésions humorales, effets secondaires; lésions matérielles solides, effets tertiaires; modification profonde ou destruction de la vie, résultat final. Cette opinion nous paraît avoir tout à la fois l'avantage de formuler la signification vraie des faits que nous venons d'exposer et d'être en rapport exact avec ces paroles dont nous reconnaissons la haute philosophie : « Notre siècle a « lié, par un pacte fécond, le solidisme, l'humorisme et le « dynamisme, triple face de la science qui comprend l'homme « à l'état sain et à l'état malade » (1).

(1) M. Andral, *Hématologie pathologique.*

Symptômes et diagnostic.

Sénac, après avoir parlé d'un grand nombre de symptômes des concrétions du cœur, finit par cette réflexion dont on a lieu de s'étonner : « on voit par là que, de tous les effets que produisent les polypes, il n'y a que l'inégalité variable du pouls qui puisse nous faire soupçonner leur existence. »

« Lorsque les battements du cœur jusque-là réguliers, dit Laënnec, deviennent tout à coup tellement anormaux, obscurs et confus, qu'on ne peut plus les analyser, on peut soupçonner la formation d'une concrétion polypiforme. » Et il ajoute : « Si le trouble n'a lieu que d'un seul côté du cœur, la chose est à peu près certaine. »

Cette réflexion paraît un peu subtile; quoi qu'il en soit, nous n'avons pas pu nous servir de ce symptôme, les concrétions s'étant formées dans toutes les cavités.

Entre autres symptômes, M. Bouillaud désigne les suivants : battements tumultueux du cœur, avec obscurité et, pour ainsi dire, matité des bruits qui les accompagnent, ou bruit de soufflet tantôt simple, tantôt peut-être sibilant; bruit de piaulement dans un cas.

« Un signe pathognomonique, dit M. Legroux, est la diminution ou l'absence du son dans une ou plusieurs cavités du cœur. »

Ce n'est pas en procédant par voie d'isolement, en s'adressant à tel ou tel signe plutôt qu'à tel autre qu'on trouvera le véritable caractère de l'affection qui nous occupe, mais bien en les groupant.

Lorsque la maladie était dégagée de toute complication, et c'était le cas le plus ordinaire, le malade éprouvait une gêne considérable de la respiration et une douleur précordiale marquée; il n'y avait alors ni céphalalgie, ni toux, ni expectoration, ni fièvre, ni enfin tout autre signe qui pût faire présumer un état inflammatoire ou catarrhal. La faiblesse du pouls augmentait constamment avec les progrès de la dyspnée; il y avait toujours un rapport parfait entre ces deux phénomènes. Enfin la circulation sensible avait déjà entièrement cessé, que la respiration s'accomplissait encore ou, du moins, que les mouvements respiratoires continuaient à s'exécuter pendant quelques instants. Le malheureux succombait suffoqué, en conservant jusqu'au bout l'intégrité la plus complète de ses facultés intellectuelles (1).

La présence des concrétions simultanées dans les cavités droites et gauches du cœur ne nous a pas permis de constater des différences de bruits et de sons stéthoscopiques telles que nous ayons pu sûrement établir la priorité de formation. Toutefois, on supposera avec raison que l'obstacle sera plus volumineux dans les cavités gauches du cœur, quand le regorgement sanguin portera et sur le système veineux et sur les poumons surtout, que l'anxiété et l'orthopnée seront au plus haut degré, et la marche de la maladie très-rapide. On comprend, d'autre part, que les symptômes arriveront moins rapidement à leur paroxysme, si les cavités droites seules étant obstruées, les poumons peuvent se décharger dans l'oreillette gauche de la quantité plus ou moins faible de sang qui peut leur arriver encore par l'artère pulmonaire. Remarquons que cette différence, dans la rapidité du développement et de la marche de la maladie résultant de la prédominance de formation des polypes à droite ou à gauche, ne change rien à sa gravité, ce n'est qu'une question de temps, car la mort arrive aussi inévitablement par l'obstruction des cavités droites, du moment qu'elle est portée au point d'arrêter la circulation.

Ajouterons-nous, à notre tour, pour donner un symptôme caractéristique et spécial que, par l'auscultation, nous avons le plus souvent observé un mélange de bruits de cuir et de râpe produisant en quelque sorte, comme M. Leriche l'a remarqué, *un borborygme du cœur?* Non, pas plus que les troubles d'un seul côté du cœur, pas plus que le bruit de piaulement ou la diminution du son dans ses cavités; le borborygme du cœur, pris isolément, n'est un signe absolu de

(1) Étant de garde, nous fûmes plusieurs fois témoin des scènes déchirantes offertes par ces agonisants qui n'avaient pas même la ressource de mourir en délire. L'un d'eux, tourmenté par l'anxiété la plus vive, l'orthopnée la plus prononcée, et que nous cherchions à rassurer pendant que nous lui faisions prendre une potion antispasmodique, nous répondit, à voix entrecoupée : « Oh! c'est inutile...., avant une demi-heure je serai mort..... » Ces désespérantes paroles, qui ne tardèrent pas à se réaliser, ne nous étaient pas nécessaires pour être convaincu et désolé de notre impuissance.

concrétions dans cet organe. Ce signe absolu ne peut être que collectif; aussi nous dirons :

Toutes les fois que chez un individu, qui jusque-là n'a ressenti aucun trouble notable dans ses fonctions, on verra survenir brusquement, sans cause appréciable et sans fièvre, une dyspnée considérable, la poitrine donnant un son clair et l'air y pénétrant aisément avec absence de râles et d'expectoration ; une douleur précordiale fixe, la fréquence, la petitesse et l'irrégularité du pouls correspondant à des mouvements tumultueux saccadés et précipités du cœur, avec mélange de divers bruits et matité de sa région ; une vive anxiété sans délire et la lividité de la face ; que le plus souvent, malgré toute médication, l'affection allant croissant, les extrémités se refroidissant et la surface du corps devenant cyanosée, menacera de faire périr le malade comme asphyxié, à coup sûr, on pourra diagnostiquer la présence des concrétions fibrineuses dans les cavités du cœur.

Notre signe pathognomonique se tirera donc du groupe des symptômes que nous venons d'énumérer, lequel ne peut être appliqué en tout point à nulle autre affection qu'aux concrétions fibrineuses du cœur et convient tout à fait à ces dernières.

Non-seulement ces symptômes étaient infaillibles pour établir le diagnostic des concrétions idiopathiques, mais encore lorsqu'ils apparaissaient chez des hommes déjà à l'hôpital pour des affections diverses, ils dominaient tellement, ils ressortaient si identiques partout, qu'il n'y avait pas à s'y méprendre.

Caractère, marche, durée, pronostic, terminaison, complication.

Tout ce qui nous a été donné d'observer à Lyon, en 1840 et 1841, a suffisamment démontré que le développement des concrétions fibrineuses du cœur a affecté un caractère épidémique.

Ce fait est d'une importance sans égale, dans l'histoire de cette affection, puisque jamais on ne l'observa d'une manière plus tranchée, plus menaçante et sur un aussi grand nombre de sujets en peu de jours. Le seul document que nous ayons pu rencontrer dans les auteurs anciens relatif à la manifestation des polypes du cœur chez plusieurs individus, dans une même saison, est celui de Pissini, reproduit par J. Franck : *Per autumni præsentiam anni* 1648, *constitutionem adeò frequenter polypi isti in corde inventi sunt, ut ex quindecim qui malignâ ex febre interierunt diligentissimè dissectis, duodecim cordis polypo laborasse deprehensi sunt.*

Il n'y eut jamais de prodromes suffisants chez ces individus pour faire présager l'invasion de la maladie qui apparut toujours inopinément en troublant les deux grandes fonctions de la circulation et de la respiration. Dans tous les cas observés, il a été facile de suivre pas à pas la marche de la coagulation fibrineuse. Cette marche était tellement rapide que vingt-quatre, trente-six, quarante-huit heures, à dater de la manifestation des phénomènes morbides, suffisaient le plus souvent pour amener la mort, par la raison que les polypes arrivaient bientôt à un volume incompatible avec la vie, surtout si l'obstruction était prédominante dans les cavités gauches du cœur.

Nous n'avons jamais rencontré de symptômes adynamiques, les malades déployaient, même dans leur agitation, une force musculaire surexcitée, et leur affaissement ne commençait qu'au râle de l'agonie. Quelquefois, mais plus rarement, la maladie épidémique se déclarait chez des sujets atteints de catarrhe bronchique ; d'autrefois, comme nous en avons cité des exemples, elle s'entait sur des fièvres typhoïdes. Mais alors, à travers les signes propres à ces divers états pathologiques, on démêlait avec la plus grande facilité ceux qui appartenaient spécialement à la présence des caillots fibrineux dans le cœur. La marche de la maladie, dans ces circonstances, ne paraissait nullement modifiée, elle parcourait toutes ses périodes ni plus ni moins que dans les cas où elle éclatait dans toute sa simplicité.

Dans l'état actuel de la science, le pronostic des concrétions fibrineuses est des plus graves, surtout si le volume en est si considérable et la formation si rapide que dans l'épidémie relatée. Les symptômes, en effet, qui annonçaient leur présence étaient tellement caractéristiques, qu'il était toujours facile de prévoir l'issue funeste de la maladie. Cependant, dans un cas dont nous allons parler à l'article traitement, une amélioration notable se dessina en peu de temps, au point de mettre, en quarante-huit heures, hors de danger un malade dont on avait désespéré. Dans tous les cas, on comprend que les symptômes de la nature de ceux que nous venons d'exposer, arrivés à leur summum d'intensité, étant incompatibles avec la vie, à moins d'amendement rapide et notable, doivent promptement entraîner la mort.

Quant aux concrétions polypiformes que l'on rencontre isolément, qui se sont formées lentement et restent d'un petit volume, elles seront d'autant plus dangereuses que, par leur position, le lobe maintenu par le pédicule pourra s'engager dans les ouvertures, soit du cœur, soit des vaisseaux aboutissants.

Si les concrétions fibrineuses, au lieu d'être polypiformes, sont étalées en membranes à la surface interne du cœur, ainsi que M. Bouillaud en a observé à la suite d'endocardites, le pronostic en sera moins fâcheux. C'est ce qui a fait dire à M. Pigeaux que ces concrétions peuvent quelquefois se résorber, mais très-lentement, et c'est la cause de la longueur et du danger de la convalescence.

Les complications ou plutôt les épiphénomènes les plus fréquents que nous ayons observés sont la stase sanguine, la cyanose, l'œdème et quelquefois l'anasarque. On a signalé l'hémoptysie, l'hydrothorax, l'hydropéricarde, l'apoplexie pulmonaire et cérébrale (1), et quelquefois la rupture des veines caves, comme effets de la présence des concrétions du cœur; il ne nous a pas été donné de les rencontrer.

Faut-il considérer les hommes atteints par l'épidémie, étant déjà à l'hôpital pour d'autres affections, comme ayant offert des complications de concrétions fibrineuses? Non; ces hommes furent saisis par la maladie régnante d'une manière si violente, que tous les symptômes antérieurs furent dominés, effacés par ceux des concrétions qui enlevèrent les malades,

(1) Un homme atteint de concrétions polypiformes du cœur et d'anasarque symptomatique, mourut d'apoplexie cérébrale, le 24 juillet 1841, à l'hôpital militaire de la rue de Charonne.—Polype flottant, de nature manifestement fibrineuse dans la cavité droite. (M. Perrier, *Mémoires de médecine militaire*, t. LIII, p. 50.)

en ce cas, comme, dans d'autres circonstances et d'autres lieux, le choléra enleva des phthisiques, des pneumoniques, etc. C'était d'une évidence absolue, même pour les plus jeunes, dans l'art de l'observation.

Traitement.

Les saignées et les boissons aqueuses sont conseillées par Sénac, pour prévenir la formation des concrétions fibrineuses. Parlant ensuite de ses expériences directes sur les polypes et sur la couenne, il dit : Les seuls agents qui ont fait une dissolution de la lymphe figée et durcie, c'est l'esprit volatil de sel ammoniac, le sel de tartre et de savon. Ces dissolvants n'agissent pas aussi efficacement encore que l'eau de chaux et les eaux de Lamothe (sulfate de soude, muriate de soude, carbonate de magnésie). Plus loin, il ajoute : Ce n'est qu'un essai que je propose.

D'après J. Franck, on prévient la formation des polypes du cœur par les antiphlogistiques et surtout par les saignées; mais lorsqu'ils sont formés, on ne saurait les combattre avec avantage. « On a proposé, dit-il, les plantes marines, le corail, l'eau de chaux, le savon, vains essais! c'est qu'il ne s'agit pas seulement de résoudre le polype, mais encore de dissiper les maladies avec lesquelles il se complique. » On pourrait plus exactement dire : Mais bien de modifier l'état du sang dont il est la conséquence.

D'après M. Legroux, la base du traitement est constituée par les saignées, les révulsifs, les antispasmodiques, les boissons aqueuses, les sels de potasse et de soude. Il rappelle que des tumeurs anévrismales ont été dissoutes par l'acétate de plomb à l'intérieur et à l'extérieur.

M. Bouillaud conseille d'employer la saignée de temps en temps et les boissons aqueuses comme pouvant favoriser la dissolution des concrétions qui ne sont pas très-volumineuses, car celles qui sont organisées sont au-dessus des ressources du médecin.

Tout traitement est nul aux yeux de M. Blaud.

Ici, ajoutent les auteurs du *Compendium* de médecine, la théorie, et nullement la pratique, a cherché à résoudre la question.

La thérapeutique est complexe, dit M. Pigeaux : activer la circulation, si elle est ralentie, mais remonter à la cause même de l'inertie, sous peine de faire un empirisme banal et nuisible..... Les pilules de strychnine conviennent, si l'atonie est nerveuse, et si elle est inflammatoire, elles sont nuisibles..... Administrer les ferrugineux en temps opportun, rétablir l'harmonie dans les fonctions digestives, supprimer les flux immodérés, suppléer par les exutoires à un flux supprimé, employer des saignées modérées, s'il y a état inflammatoire; régime végétal et purgatif, s'il y a trop de plasticité dans le sang.

L'incertitude du traitement des concrétions, on le voit, vient de l'incertitude de l'étiologie, et l'on trouverait ici une nouvelle preuve, s'il le fallait, du fait généralement reconnu qu'il y a toujours un rapport intime entre la thérapeutique et la science des causes. Nous n'avons pas la prétention de trancher la difficulté que nous reconnaissons bien grande; essayons cependant d'émettre quelques considérations en rapport avec les vues étiologiques que nous avons indiquées.

Nous avons vu que la modification de la constitution du sang entraînait, dans ce cas, l'augmentation de la fibrine et surtout *sa tendance à se séparer des autres principes constituants et à se concréter*. Dès lors, l'indication à remplir est celle-ci : Atténuer et combattre le plus possible la plasticité du sang par tous les moyens indirects et directs, pour arrêter le pelotonnement de la fibrine et faire absorber, par la masse de ce fluide, les polypes déjà formés. Sans doute qu'il n'entre pas dans notre pensée de prétendre dissoudre les concrétions fibrineuses dans l'intérieur du cœur avec autant de facilité que dans un verre à réactions chimiques : nous faisons la part de l'action des substances, et dans les vases inertes et dans le sein de l'organisme; mais trop d'exemples de modifications manifestes du sang nous sont fournis pour ne pas chercher à en produire d'utiles contre les concrétions. L'absorption de certaines émanations délétères, de certains virus, venins et poisons agit plus ou moins directement sur le sang et l'altère dans ses propriétés. D'autres substances opèrent un effet réparateur sur le même fluide que les agents précédents ont pathologiquement affecté; ainsi, un courant de chlore gazeux, employé en temps opportun, rétablit les ravages de l'acide prussique en le transformant en acide oxalique. Tous les jours l'analyse chimique démontre que des quantités variables de médicaments passent dans le torrent circulatoire et se trouvent encore en nature dans des produits de sécrétion. Ce n'est donc pas forcer les analogies que nous adresser, pour combattre la maladie qui nous occcupe, aux substances que l'expérience nous démontre efficaces pour dissoudre la fibrine, et parmi lesquelles nous plaçons surtout les solutions salino-alcalines.

Lorsqu'on met au fond d'un vase destiné à recevoir le sang d'une saignée une faible (1) quantité d'un sel neutre réduit en poudre ou en dissolution, la fibrine, au lieu de se coaguler pour former le réseau du caillot, conserve sa liquidité. Les sels qui ont le plus d'action sur cette substance qui, d'après M. Denis, jouerait le rôle de base, sont le chlorure de baryum, l'azotate de potasse, le sulfate de soude; le sucre se comporterait comme les sels-neutres. Une solution saturée de nitre à 50 ou 56° opère la dissolution de la fibrine pure; le liquide filtré est de l'albumine (Liébig). Il y a possibilité d'obtenir ainsi un sérum artificiel jouissant de toutes les propriétés du sérum naturel. Enfin, d'après les grandes probabilités auxquelles conduisent les études hématologiques, le sang qui circule dans l'organisme ne doit sa fluidité qu'aux sels neutres et à l'alcali qu'il contient : sulfate de potasse et de soude, phosphate de soude, chlorure de sodium et de soude, les données sont très-importantes et nous mettent sur la voie des véritables sources auxquelles doit puiser la thérapeutique ; car, en dernière analyse, le but à atteindre dans le cas dont il s'agit, c'est d'arrêter, nous le répétons, dans leur formation, les concrétions, d'opérer la disgrégation de leurs masses fibrineuses, de les entraîner dans le torrent circulatoire dont, abandonnées à elles-mêmes, elles suspendraient le cours.

Avant tout, on devra soustraire les malades, autant que faire se peut, à l'influence du milieu où ils se trouvent, en les entourant de toutes les précautions hygiéniques suggérées par

(1) Ajouter au sang, par rapport à son volume, 1/7 d'une solution saturée de sulfate de soude.

les circonstances. Il faudra cesser de fournir au sang des matériaux de produits morbides, employer, par conséquent, une diététique sévère. D'autre part, comme il y a toujours exubérance sanguine, regorgement du système vasculaire sanguin, pouls veineux aux jugulaires, le plus souvent une saignée déplétive faite au début sera un puissant adjuvant des autres moyens de médications. Néanmoins, elle ne devra pas être trop forte, et il vaudra mieux être dans la nécessité de la renouveler, même plusieurs fois, que de s'exposer à une syncope qui pourrait être funeste. Voilà le cas où, vu la disposition du sang, nous concevons que sa stase pût devenir cause occasionnelle et non cause première de mort. Disons, toutefois, que cette crainte ne doit pas être exagérée; nous avons observé, chez les victimes de l'épidémie de Lyon, des lipothymies à la suite de saignées qui n'ont pas été suivies d'accidents qu'on eût pu redouter.

Les saignées générales auront leur utilité, non-seulement comme déplétives, mais comme spoliatives. Elles enlèveront, en effet, une quantité notable de la fibrine qui tend à enrayer la circulation; et à ce titre, on se demande s'il ne serait pas opportun de les pousser graduellement le plus loin possible. Mais la spoliation sanguine serait-elle portée jusqu'à la limite extrême compatible avec la vie, ne pouvant suffire à elle seule pour faire disparaître des cavités du cœur des concrétions déjà volumineuses, au point de produire les phénomènes caractéristiques qui révèlent leur présence, il faudra se hâter de faire prendre en abondance au malade des boissons aqueuses et chargées de tous les principes médicamenteux susceptibles d'augmenter la fluidité du sang, tels que les gommes, les mucilages, le sucre, le miel et, en première ligne, les substances alcalines, entre autres les hypochlorates et les sulfates de potasse et de soude, le chlorure de sodium, le bicarbonate de soude. Ce dernier médicament, en particulier très-facilement absorbé, a une action rapide.

Les boissons mucilagineuses, en même temps que le système veineux est désempli par la saignée générale, augmentent promptement les parties aqueuses du sérum de sang dont les autres éléments ne se réparent que plus lentement et en très-faible quantité, le malade étant tenu à une diète absolue d'aliments. Le seul fait de rendre le sang plus séreux est un point capital dont l'importance est considérablement accrue, si, par l'absorption de substances alcalines, on le rend moins concrescible encore. Non-seulement alors la fibrine cessera de se concréter, mais on pourra espérer que la masse sanguine, ainsi modifiée, pourra opérer la dissolution des concrétions déjà formées.

Du reste, tout n'est pas hypothétique à cet égard : un cas de guérison, le seul cas heureux que nous ayons vu dans la cruelle épidémie que nous avons relatée, fut celui d'un vénérien qui, soumis à un traitement antisyphilitique depuis plusieurs jours, offrit tout à coup l'apparition du cortége des symptômes caractéristiques des concrétions fibrineuses du cœur. Leur développement, signalé au médecin en chef dont le jugement sûr était servi par une vaste expérience, fut pleinement confirmé par son examen; bien plus, il conclut à un pronostic fâcheux, que tant de cas précédents l'autorisaient à formuler. Le malade tenu à la diète fut saigné largement, et par un recours tardif à des vues de médication plus humorale, à l'emploi des alcalins. Dès le deuxième jour, la maladie parut stationnaire; on continua les boissons délayantes et alcalines. Le troisième, il y eut des sueurs en même temps que, l'anxiété et la douleur précordiale diminuant, la respiration devint plus facile. A partir de ce moment, les symptômes alarmants se dissipèrent, et le rétablissement se fit assez rapidement les jours suivants : on comprendra, en effet, qu'une affection de cette nature se juge promptement.

Il est à regretter que ce cas unique de guérison ait eu lieu vers la fin de l'épidémie et n'ait pas plus tôt fourni l'idée de tenter des essais nombreux qui eussent pu éclairer sur ce point obscur de la thérapeutique. Doit-on, en effet, attribuer cette heureuse issue tout entière à l'influence des alcalins ou en rapporter une part aussi, soit à l'influence des mercuriaux, soit, pourrait-on dire, à la diminution du génie épidémique régnant? Quant à ce dernier point, nous n'hésitons pas à nous prononcer pour une négative absolue; nous avons dit que, pour l'acuité, la malignité, la maladie fut jusqu'au bout aussi intense; et nous venons de voir qu'elle apparut si identique à elle-même chez ce malade, qu'il avait été l'objet d'un pronostic désespéré.

Mais si l'on réfléchit que, durant l'épidémie, des hommes en furent saisis dans toutes les autres salles de l'hôpital, pendant que celles des vénériens, où se trouvaient en moyenne trois cents malades, il n'y eut que le seul cas dont nous venons de parler, n'est-il pas permis de croire que le mercure, l'iode et leurs diverses préparations, et tous les médicaments dits altérants employés, soit à l'intérieur, soit à l'extérieur, dont l'action bien reconnue qui leur a valu cette dénomination générique est de diminuer la plasticité du sang, de le rendre diffluent, d'une part préservèrent, par leur mode d'agir, les vénériens de l'influence de l'épidémie, et, de l'autre, secondèrent puissamment l'efficacité du traitement auquel fut soumis le seul qui, parmi eux, fut exceptionnellement atteint?

Cette circonstance, qu'il est bon de noter, tire encore de l'importance du rapprochement de celle-ci : le sang, dans le choléra asiatique, est profondément modifié; ses éléments se dissocient; sa partie séreuse est en partie évacuée par les selles, et la fibrine se concrète dans les vaisseaux, d'où entrave de la circulation, cyanose, aspect livide, défaut de calorification, crampes, etc. Le fluide qui reste dans les vaisseaux est tellement concret, que souvent on ne peut en obtenir ni par phlébotomie, ni par l'artériotomie. Eh bien! lorsque ce fléau sévissait en France sur les populations et sur les hôpitaux, on remarqua, dans quelques villes, que les salles des vénériens étaient généralement respectées, et le fait fut très-manifeste à Toulon, en 1835, à l'hôpital de la Marine.

Nous sommes donc porté à croire que tous les altérants peuvent exercer une action favorable sur le sang dont la fibrine a de la tendance à se concréter; et, à ce titre, nous pensons qu'on tirera des frictions mercurielles, en particulier largement pratiquées comme dans les cas de péritonite puerpérale, un avantage marqué dans le traitement des concrétions fibrineuses du cœur. Les grands bains alcalins ne devront pas être négligés; par leur température, par l'absorption d'une certaine quantité de liquide et des principes dont ils seront chargés, ils agiront favorablement sur toute l'économie et contribueront à diminuer la concrescibilité du sang, but capital qu'on doit atteindre par tous les moyens possibles (1).

Les purgatifs, au cas où on serait autorisé à les employer, tant pour obtenir la liberté des premières voies et les préparer à l'absorption des boissons médicamenteuses, devront être choisis parmi les sels alcalins, le sulfate de soude, par exemple.

En général, les sangsues ne sauraient remplacer l'ouverture de la veine; quant aux ventouses scarifiées, nous les regardons, avec les révulsifs, comme inutiles pour le moins; et nous croyons qu'il serait dangereux d'employer la digitale.

Dans tous les cas, on ne devra jamais perdre une minute d'agir; car, le plus souvent, la rapidité de la maladie est désolante pour le médecin et horrible pour le malade.

Ainsi, s'adresser aux précautions hygiéniques et surtout aux ressources de la médication dont nous venons de donner les principaux traits, telle est la ligne de conduite qu'il nous paraît rationnel d'adopter, non-seulement pour arrêter la funeste tendance qu'a le sang à laisser la fibrine se séparer des autres éléments et se concréter, mais encore pour mettre la masse sanguine en telles dispositions que les concrétions déjà formées soient usées, dissoutes, réassimilées.

Conclusions.

Résumant ce qui précède, nous dirons :

1° Des concrétions fibrineuses du cœur peuvent se développer pendant la vie et devenir cause de mort, tantôt chez des sujets atteints d'autres affections, tantôt chez des convalescents, d'autres fois chez des individus d'une santé parfaite jusque-là;

2° Les polypes peuvent se développer épidémiquement; ce fait important, que les observations de Kyrsten et de Pissini faisaient pressentir, est irrévocablement confirmé par l'épidémie de 1840-1841, à Lyon;

(1) Ces mêmes indications, disons-le en passant, trouveraient probablement une utile application dans le traitement du choléra asiatique, pour lequel la thérapeutique n'a jusqu'ici enregistré que d'impuissantes contradictions.

3° L'invasion de la maladie se présentait sans phénomènes précurseurs, la gêne de la respiration ouvrait la marche de cette néfaste symptomatologie qui, se continuant par une douleur précordiale fixe, par l'anxiété la plus vive, l'orthopnée, les mouvements tumultueux du cœur, l'irrégularité et la faiblesse du pouls, une sueur froide et visqueuse, la lividité de la face, se terminait par les angoisses de l'asphyxie dont aucun trouble de l'intelligence ne venait pallier l'horreur;

4° La maladie était dégagée ordinairement de toute complication dans les cas de la première série surtout; il n'y avait ni céphalalgie, ni toux, ni expectoration, ni fièvre, ni enfin tout autre signe qui pût faire présumer un état inflammatoire ou catarrhal;

5° Les symptômes, lorsqu'ils apparaissaient chez des hommes déjà à l'hôpital pour des affections diverses, dominaient tellement, ils ressortaient si caractéristiques et si identiques chez tous, qu'il n'y avait pas à s'y méprendre un instant; à coup sûr, on diagnostiquait la formation des concrétions dans les cavités du cœur, et la mort n'arrivait ni plus vite, ni plus lentement que dans les cas les plus simples;

6° A l'autopsie, on trouvait les cavités du cœur et des gros vaisseaux aboutissants obstruées par des polypes fibrineux adhérents, blancs, nacrés, d'une résistance comme fibrocartilagineuse, affectant quelquefois une agrégation irrégulièrement concentrique;

7° Ces énormes productions pathologiques ne pouvaient être extraites que d'une quantité considérable de sang, le seul fait de leur volume expliquerait donc leur formation pendant la vie, si leur symptomatologie ne parlait bien plus haut encore aux yeux du médecin;

8° L'absence de toute maladie antérieure ou coïncidente dans les cas de notre première série, la marche épidémique de la maladie, mettent en défaut l'admission des pneumonies, des endocardites et autres affections quelquefois concomitantes, sans doute, mais fortuitement considérées comme cause des polypes du cœur, et conduisent impérieusement à reconnaître une cause spécifique;

9° Toutes les conditions où se sont trouvés les soldats qui en ont été atteints, milieu, époque, régime, habitudes, etc., n'ayant rien produit de semblable, ni avant ni après l'épidémie, la nature de cette cause nous échappe ;

10° Quoi qu'il en soit, elle reste très-saisissable dans ses effets : modification générale de l'organisme, disposition spéciale du sang à laisser la fibrine se séparer des autres éléments et à se concréter en masses volumineuses au battage du cœur, obstruction des cavités de cet organe, arrêt de la circulation, mort par asphyxie ;

11° Les bases du traitement doivent reposer sur les données suivantes : opérer activement la déplétion veineuse, employer tous les moyens propres à diminuer la coagulabilité du sang et à opérer la dissolution des concrétions formées, en mettant en première ligne les boissons délayantes et alcalines surtout, dont l'efficacité est démontrée jusqu'ici par un cas de guérison qui, toutefois, ne nous autorise pas à dire d'une manière absolue : *Ab uno disce omnes.*

FIN.

TABLE DES MATIÈRES.

FIN DE LA TABLE.

www.ingramcontent.com/pod-product-compliance
Ingram Content Group UK Ltd.
Pitfield, Milton Keynes, MK11 3LW, UK
UKHW020423230726
13925UKWH00004B/1584